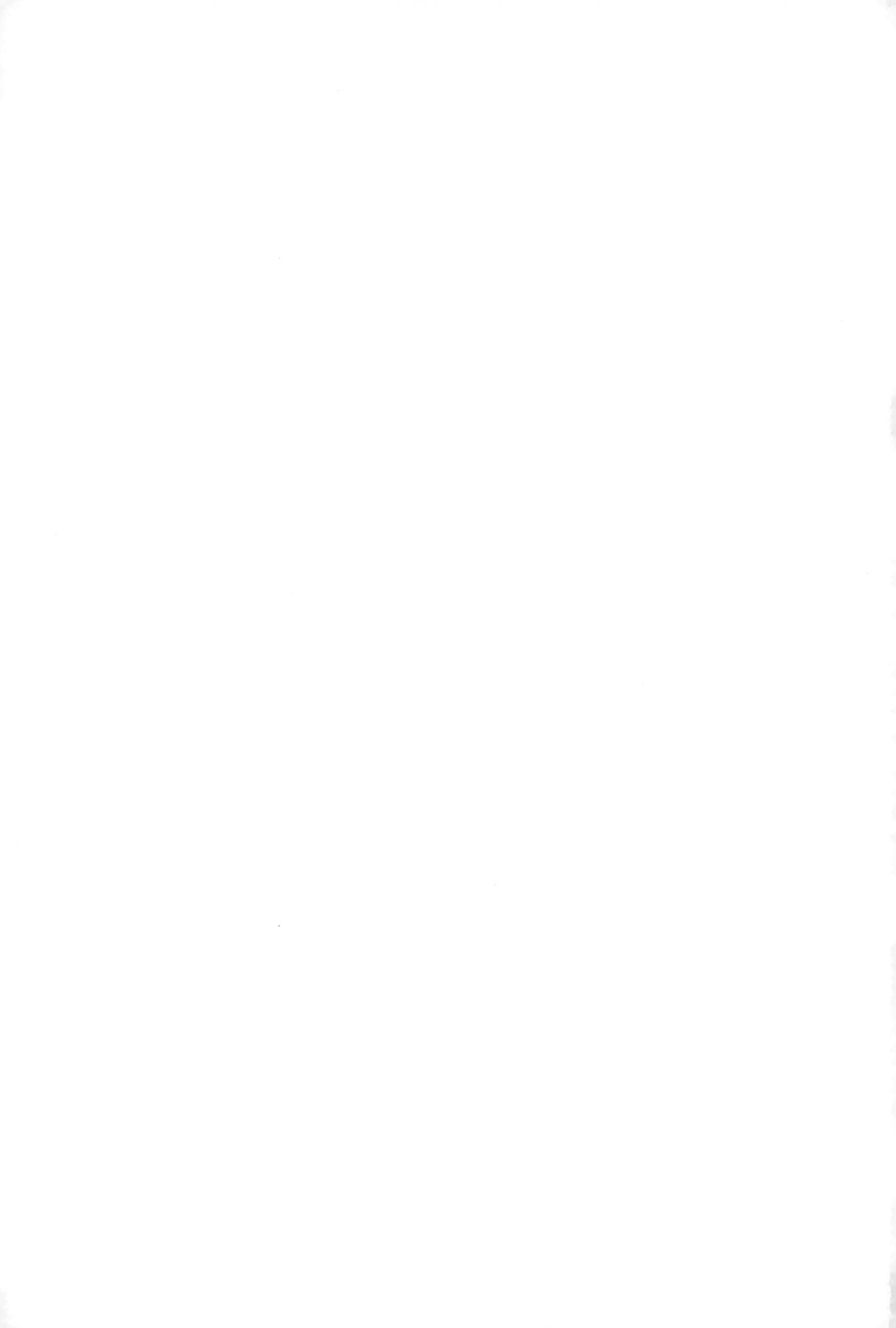

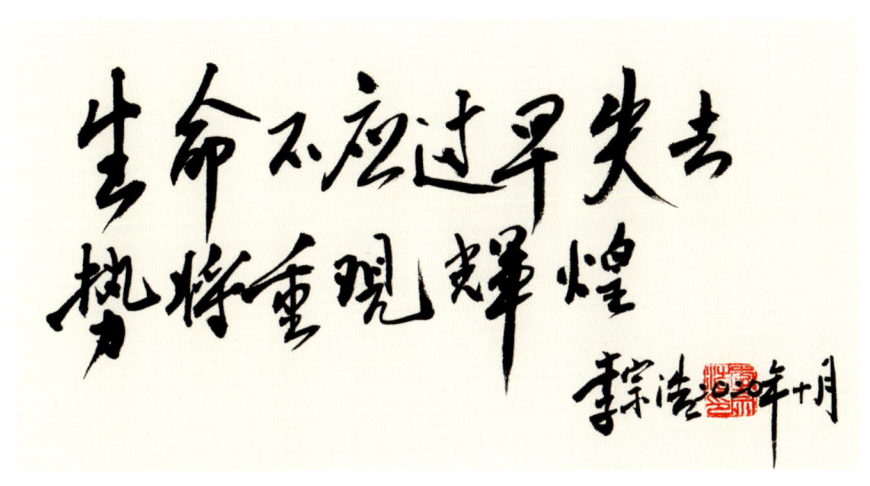

▲ 作者题字：生命不应过早失去　势将重现辉煌

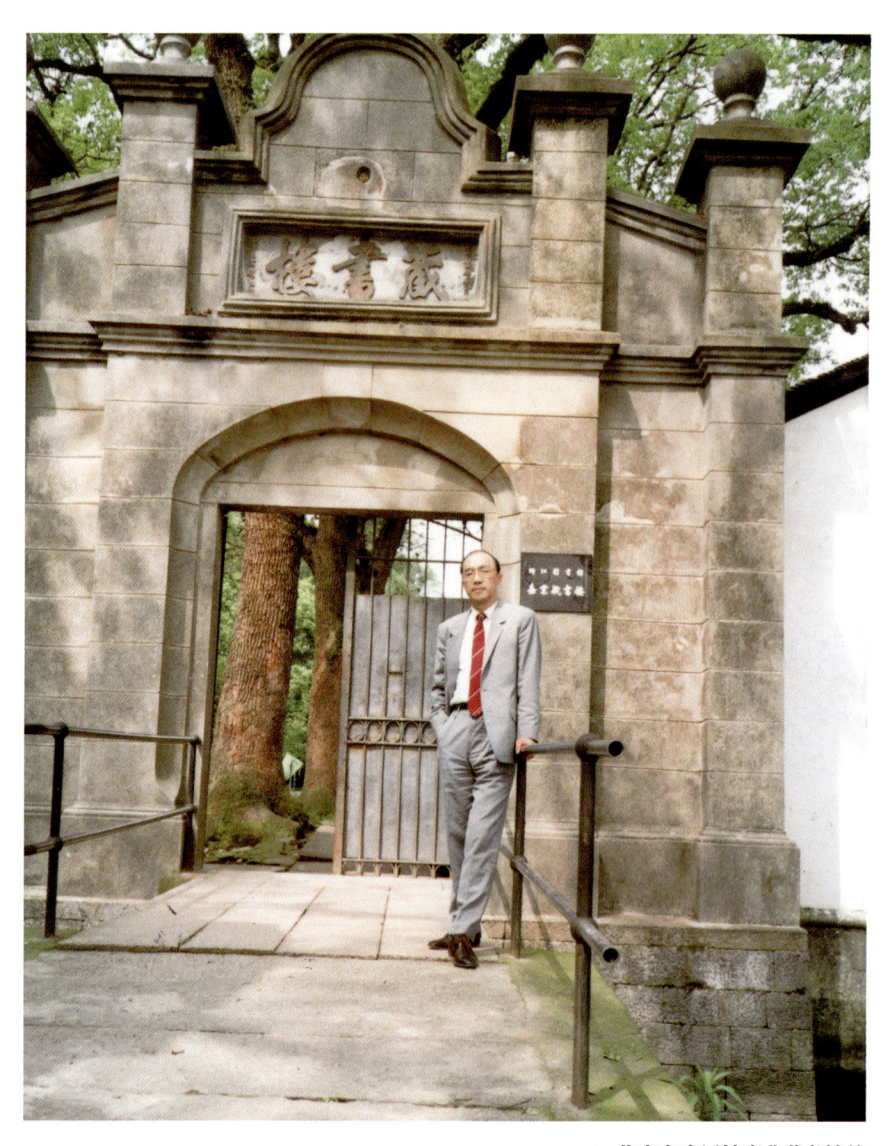

▲ 作者在南浔镇嘉业藏书楼前

南浔风光——小桥流水人家 ▶

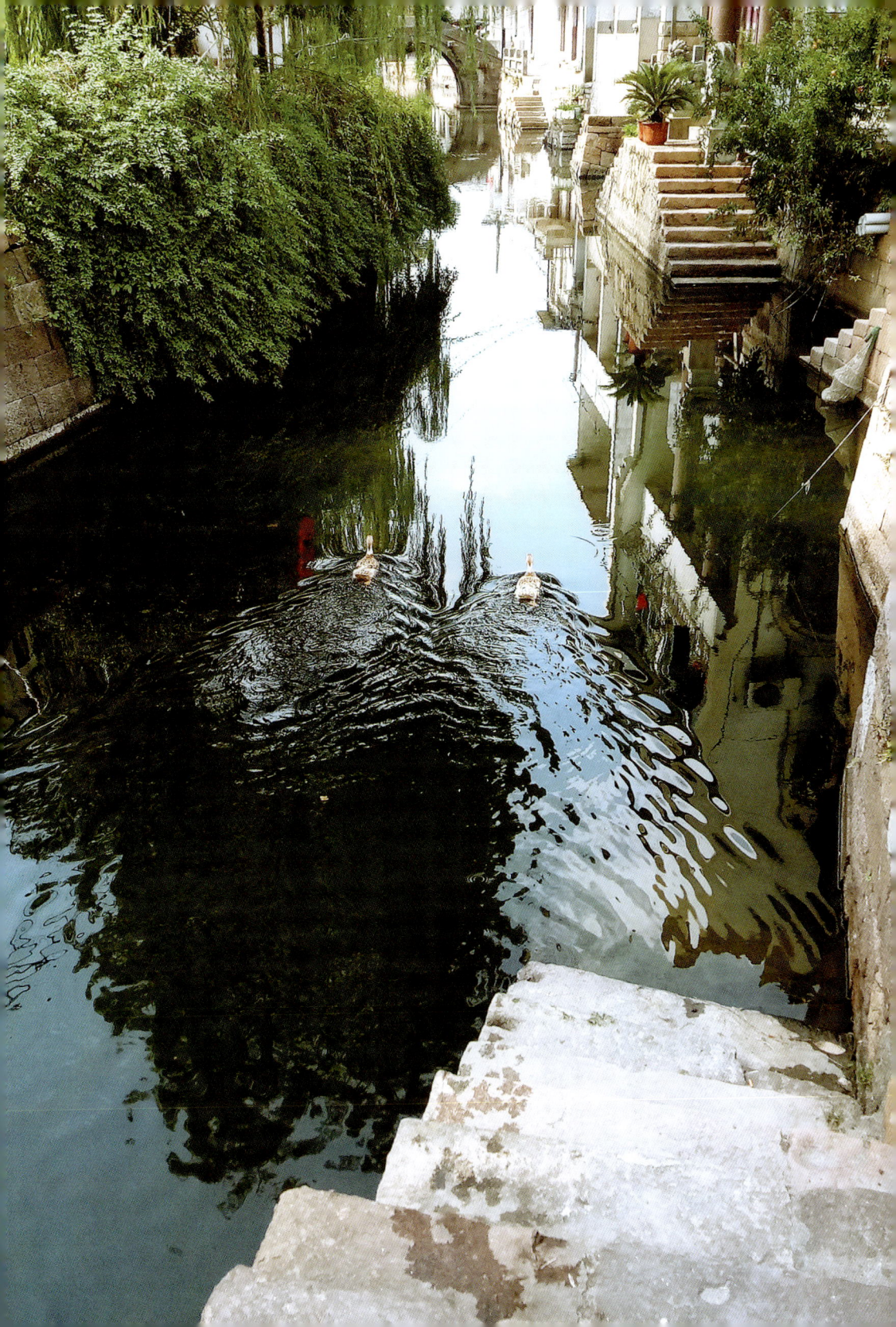

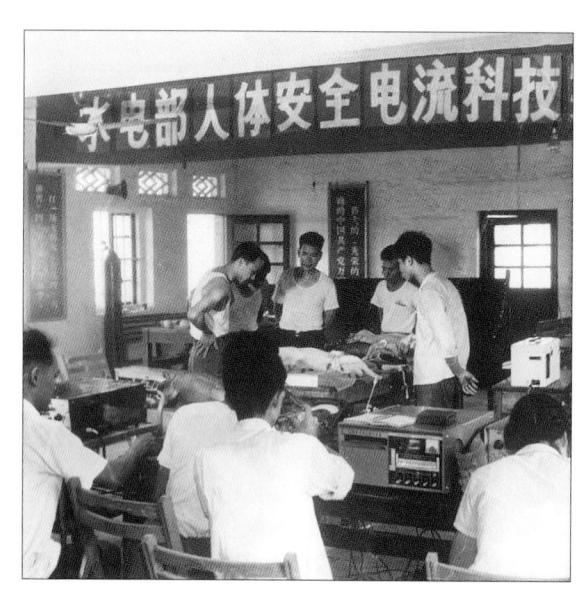

◀ 1975—1978年，李宗浩（左一）参加水利电力部、卫生部在广东省中山县组织的水电部人体安全电流科技攻关小组猴犬实验

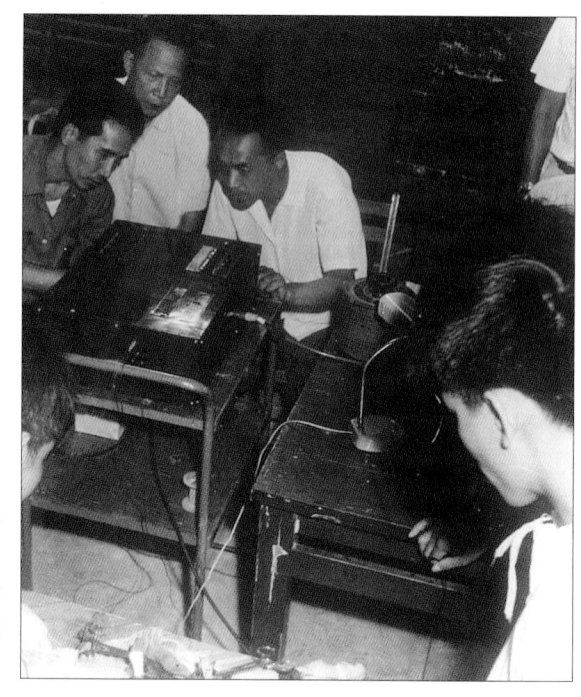

▶ 1975—1978年，李宗浩（图中间者）参加水利电力部、卫生部在广东省中山县组织的人体安全电流科技攻关小组猴犬实验

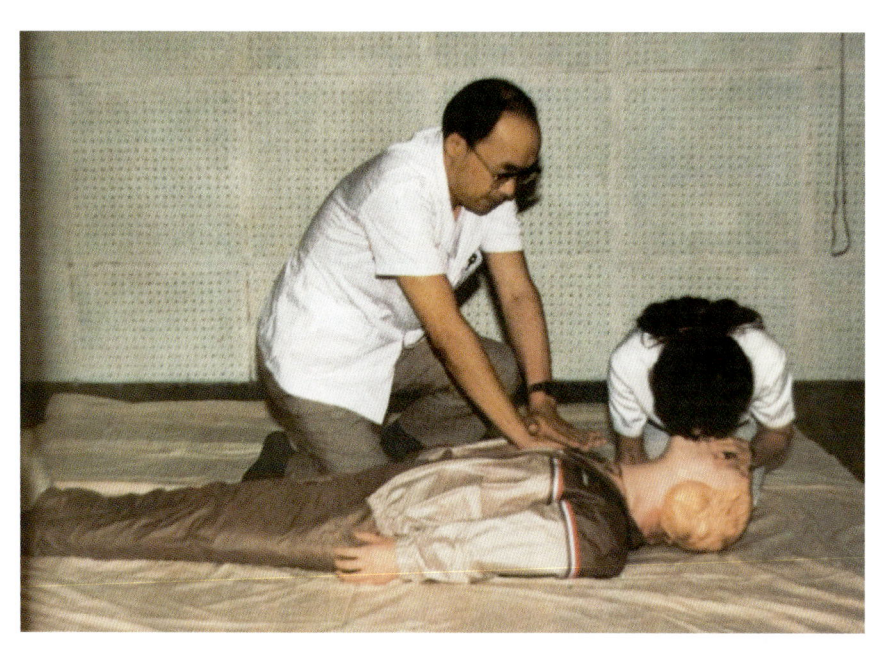

▲ 李宗浩在"复苏安妮"模型上演示心肺复苏
▼ 挪威乌斯坦因小镇（制定全球心肺复苏标准所在地）

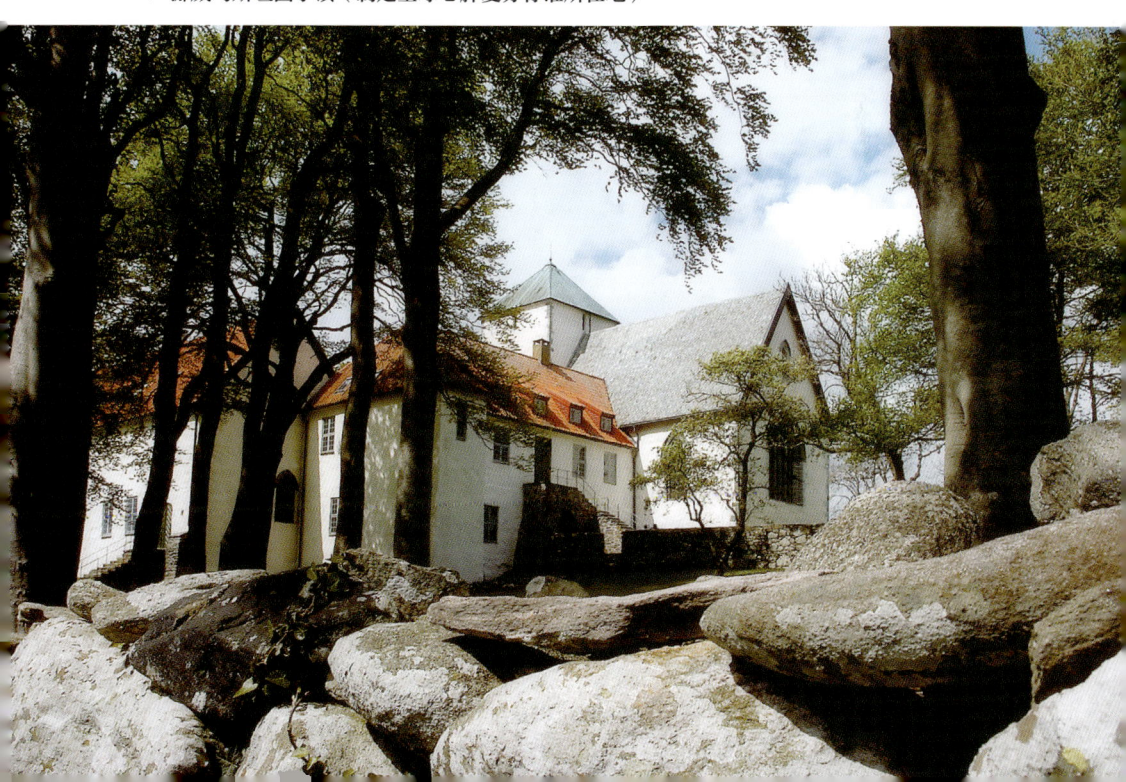

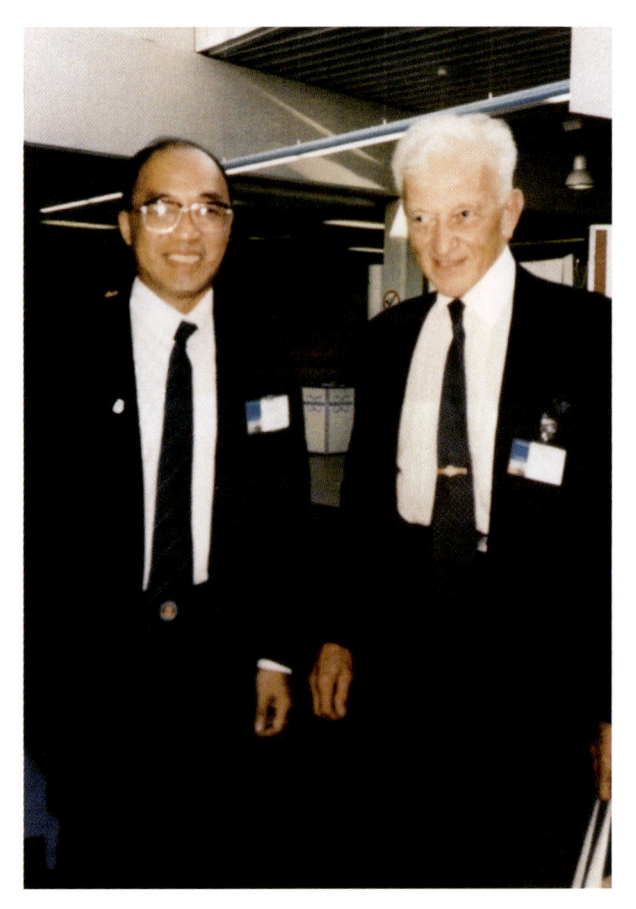

▲ 1997年10月彼得·沙法教授（右）与李宗浩（左）在德国美因茨举行的第十届世界灾害和急救医学大会上合影

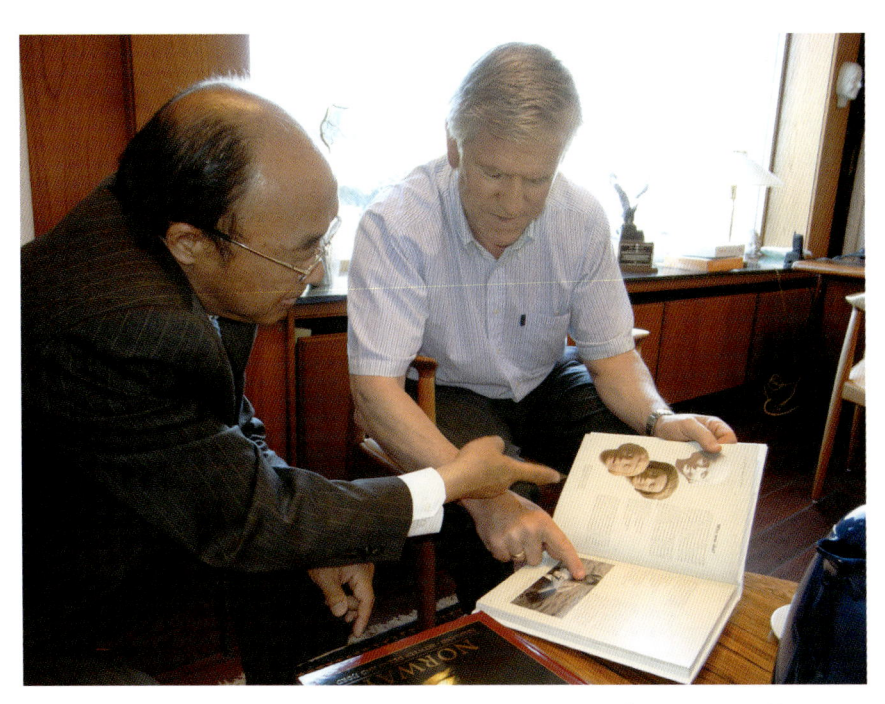

▲ 李宗浩（左）与陶里·挪度总裁（右）讨论心肺复苏教学培训（2008年，挪威）

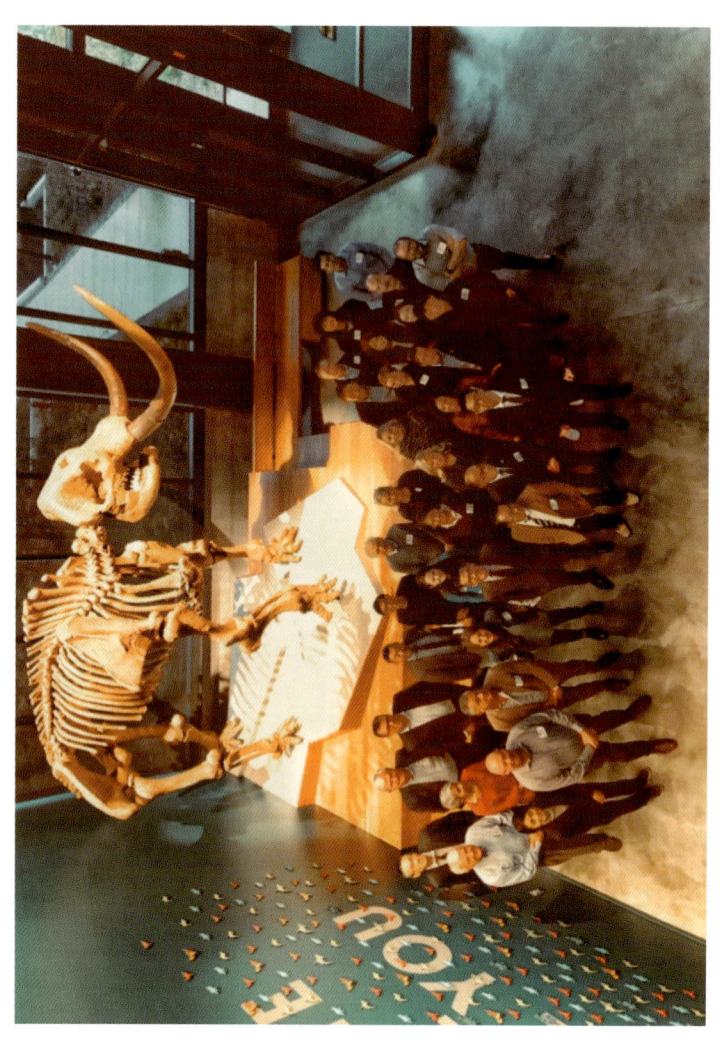

▲ 全球复苏联盟（GRA）权威专家闭门会议合影（第一排右边起第二位为本书作者李宗浩），美国华盛顿大学博物馆，2019年12月9日

复 苏

李宗浩 著

中国科学技术出版社
·北 京·

图书在版编目（CIP）数据

复苏 / 李宗浩著 . -- 北京：中国科学技术出版社，2021.2（2021.7 重印）

ISBN 978-7-5046-8946-7

Ⅰ.①复… Ⅱ.①李… Ⅲ.①心肺复苏术—研究 Ⅳ.① R605.974

中国版本图书馆 CIP 数据核字（2020）第 265393 号

策划编辑	王晓义
责任编辑	王晓义
正文设计	中文天地
封面设计	孙雪骊
责任校对	吕传新　张晓莉
责任印制	徐　飞

出　　版	中国科学技术出版社
发　　行	中国科学技术出版社有限公司发行部
地　　址	北京市海淀区中关村南大街16号
邮　　编	100081
发行电话	010-62173865
传　　真	010-62173081
网　　址	http://www.cspbooks.com.cn

开　　本	710mm×1000mm　1/16
字　　数	186千字
印　　张	14.75
彩　　插	8
版　　次	2021年2月第1版
印　　次	2021年7月第2次印刷
印　　刷	北京中科印刷有限公司
书　　号	ISBN 978-7-5046-8946-7 / R·2667
定　　价	79.00元

（凡购买本社图书，如有缺页、倒页、脱页者，本社发行部负责调换）

李宗浩急救、复苏、灾害科普系列策划委员会

顾　问
葛均波（中国科学院院士）
郑静晨（中国工程院院士）

总策划
李宗浩（中国医学救援协会会长）
任福君（中国科协创新战略研究院院长、中国科普研究所原所长）

副总策划（按姓氏拼音排序）
何裕隆（中山大学医学院院长兼附属第七医院院长）
霍　勇（北京大学第一医院心脏中心主任）
姜保国（北京大学人民医院院长、国家创伤医学中心主任）
黎檀实（中国人民解放军总医院第一医学中心急诊科主任）
梁万年（清华大学万科公共卫生与健康学院常务副院长）
吴欣娟（中华护理学会理事长、北京协和医院护理部主任）
许　铁（徐州医科大学救援医学研究所副所长）

委员（按姓氏拼音排序）

蔡文伟（浙江省人民医院急诊科主任）

陈　焜（北京市朝阳区紧急医疗救援中心主任）

陈　威（中国人民解放军总医院第三医学中心急诊科主任）

陈　志（北京急救医疗培训中心主任）

甘　桦（温州市急救中心主任）

郭树彬（中华医学会科普分会主任委员、中国医师协会科普
　　　　分会主任委员）

樊毫军（中国医师协会急救复苏和灾难医学专业委员会主任委员）

费　波（上海健康医学院双加应急医学救援技术研究院院长）

付守芝（武汉市第三医院光谷院区危重症科主任兼急诊科主任）

江旺祥（武汉市急救中心主任）

金惠铭（宁波市急救中心主任）

李尚伦（天津市急救中心主任）

李天佐（北京世纪坛医院院长）

刘兆祺（北京首都国际机场医院院长）

卢中秋（温州医科大学第一附属医院副院长）

吕传柱（中华医学会急诊医学分会主任委员）

罗　亮（中山大学附属第七医院重症医学部主任兼急诊科主任）

马　渝（重庆市急救医疗中心主任）

马胜奎（北京市红十字会急诊抢救中心副院长）

马岳峰（浙江省湖州市中心医院院长）

乔伍营（郑州市急救中心主任）

孙　红（中华护理学会重症护理专业委员会主任委员）

孙　勇（哈尔滨市急救中心主任）

唐　豹（中国灾害防御协会秘书长）

唐子人（中国医学救援协会心肺复苏分会会长）

王　韬（上海东方医院急诊医学部副主任，达医晓护主编）

于学忠（中国医师协会急诊医师分会会长）

张军根（杭州市急救中心主任）

张文中（北京急救中心主任）

周　强（深圳市急救中心主任）

Contents 目录

开篇：又见河边青青草……………………………………………………001

第一章　江南古镇上的复苏第一课……………………………………005
  第一节　小镇的中学生物课指引了我的复苏之路………………006
  第二节　"永远一课"，离体蛙心仍在跳动………………………011
  第三节　心脏，生命的发动机从不歇息地劳作…………………015
  第四节　心脏的传导通路和坚韧的心肌…………………………019

第二章　中国首部复苏科教影片………………………………………025
  第一节　傅连暲部长为我举行急救"拜师会"……………………026
  第二节　《触电急救》科教影片获国家殊荣……………………038
  第三节　1975版《实用急救学》里的复苏方法…………………044

第三章　鲜为人知的猴犬复苏心室纤颤研究…………………………049
  第一节　国家研制触电保安器需要心室纤颤数据………………050
  第二节　广东省中山县石歧镇的动物实验………………………053
  第三节　惊喜发现：野生猴子的心脏更坚强……………………057

第四章　当代心肺复苏创始人彼得·沙法的贡献……………………071
  第一节　世界注视着中国急救复苏的发展………………………072
  第二节　挪度先生与北欧小城里的巴黎少女"安妮"……………081
  第三节　我所认识的子承父业的陶里·挪度……………………088

第五章 《2000年心肺复苏和心血管急救国际指南》…… 099

第一节 达拉斯定稿会拉开了 CPR 面向新世纪的帷幕…… 100

第二节 《急救国际指南》的精彩之处…… 105

第三节 重现生命辉煌的 CPR 及其哲学观…… 110

第四节 海姆立克急救法创立者的中国情结…… 120

第六章 "起死回生"的自动体外除颤器 AED…… 129

第一节 与时俱进的自动体外除颤器 AED…… 130

第二节 自动体外除颤器,复苏领域一场悄悄的革命…… 136

第三节 我国从止血等四大技术艰难地走向心肺复苏…… 145

第四节 有的国家出台了 CPR·AED 的免责法律…… 151

第七章 《健康中国行动(2019—2030年)》我们在落实…… 157

第一节 面对全球心脏猝死的现实,乌斯坦因小镇建立了"全球复苏联盟"…… 158

第二节 中国医学救援协会联合中华护理学会制定心肺复苏标准…… 169

第三节 推行"质量心肺复苏 QCPR"…… 174

第四节 "健康中国"在行动,全球共同努力夺回 1/4 属于我们的生命…… 192

尾声：复苏之真谛 ·· 203

附录 ·· 209

  附录一：现场心肺复苏和自动体外心脏除颤技术规范 ······ 210

  附录二：本书与心肺复苏有关的主要参考文献 ··············· 222

开篇：又见河边青青草

河边青青草，

油菜花正黄。

桑田故里好，

江南水乡早。

三年前（2017年），我由上海市到浙江省湖州市去主持中国科学技术协会主办的"科普中国·急救基地"的启动仪式。那是一个春天的早晨，还有些春寒料峭。过青浦后，眼前出现白茫茫的一片水面。

寂静的面包车上，一位北方来的年轻同事瞪大了双眼，望着这不尽的湖面。湖面上，闪着阳光照耀下泛起刺眼的光点，迎车而来。忽然，他兴奋地叫了起来，"这不是太湖吗？真大，真美！"其时，我也被这久违了的江南湖泊水塘的风光所陶醉，专注着这个儿时那样熟悉的水面，下意识地纠正他的话："这不是太湖，是芦墟。"

我的脑海中跳出了儿时的记忆。小时候，也是在车上望着这宽阔的水面，曾误以为是太湖。那时，在学校和小伙伴讲述假期经历，常常无端地争论过是湖大还是洋大，是塘大还是浜大……由于对"芦墟三百塘，无风三尺浪"的当地民谚的深深印记，曾天真地想象："太平洋，恐怕也不过如此吧！"可惜，此地既无亲友居住，又没有会议举办，所以几十年来竟然未能下车一游，恐怕要成为终生遗憾了。但对于水乡江南，江河湖泊、洋荡塘兜遍及，溪流纵横织网，车上相见的芦垆，竟成了我的敬畏。细想起来，水面不曾被填，生态保护之好，也成为我回乡途中的一景吧。

美好记忆，是每个人心中深处的一幅原创画卷，珍藏起来，适时一展，光洁鲜活，永不褪色，是时光夺不走的。

汽车行进在高速路上，匆匆驶过了楼房密集的城镇，掠过了错落有致的建筑，出现了难见的乡村，树木参差，河溪蜿蜒，露出了田间小道，桑林、耕地、草坪……我请司机放慢车速，尽量靠边行驶。窗外，一条小溪舒展而缓缓地流淌着。溪旁，长满了嫩绿的青草，沿着公路朝我们不尽地迎过来，迎过来……我情不自禁地打开窗，一阵阵夹杂着湿润的泥土味和青草味的清香，扑面而来，瞬间充满了车厢。

当这股清新湿润的空气突然闯进来时，成天在"空调"下呼吸的人们、终日置身在"窗框"里的"白领"，被一下子陶醉了。这幅江南水乡早春二月的画卷的边框，终于被河边小溪长满青草的景色所镶满……久违了，久违了，我情不自禁地从心底说出了一句话："又见河边青青草！"

尽管"又见河边青青草"并非是一句富含诗情画意的妙语，更非哲理深邃的诗句，但却惊动了车厢里的陈先生。这是一位出身平凡，没有显赫家族背景的普通人，但他努力并执着于急救事业，成为优秀的"志愿者"，终于在医学救援的国际救灾领域里独树一帜。此后，他又以极大的热情积极参与了急救的科普工作。他随后重复了一句，当然加了几个字："又见河边青青草，您太有诗意了！"想不到这位土生土长的北京人，竟然对我这句话产生了共鸣。

当今，科技进步的足迹，长驱直入地踏遍人类社会的方方面面，不容分说地闯进了我们工作、生活的每个角落。科技进步颠覆了传统，使人们早已远离了日出而作、日落而息的农耕文化，疏远了亲戚朋友的亲情与友谊，少有了促膝谈心的机会，割舍了不少悲喜的直接表达和喜怒哀乐的释放，我们缺少了那种真情书写的快乐，一切似乎在被一种无形的力、不见的手操纵着……

田间的风、青嫩的草，好惬意呀！我们临时下了车。但没一会儿，车子又在早春的晨曦中前进。也许是对河边青草的依恋，儿时情结的又一次涌动，我忽然做了个决定，告诉他们："咱们不在湖州市区吃中午饭，改在南浔镇吧！"

南浔镇，是生我养我并孕育我的复苏文化的地方。其实，我只在那里生活了十几年就离开了，但那里的土壤、风水、清新的空气和人文，却铸成了我终生的理想与践行。

南浔镇，无论从上海市还是苏州市出发，都是到湖州市的必经之地。从南浔镇到湖州市区，36千米，从小学二年级起我就记住了两处的距离。我们一生的走南闯北，都是由距离填满充实，而起点、起步，却是至关重要的。

第一章 Chapter 1

江南古镇上的复苏第一课

第一节　小镇的中学生物课指引了我的复苏之路

一、江南水乡的定义

中国自明清以来，很多的文学作品、动人故事，几乎都绕不开"江南水乡"。而我的这本以心肺复苏为主要内容的科学笔记，称为《复苏》吧，绝不敢借俄国文豪的《猎人笔记》、革命导师恩格斯的《哲学笔记》等大家的"笔记"相沾得益，而是真实地将与我生命相连、人生与共的"复苏"事业发源地的启蒙和发展轨迹，客观地描绘出来，力图使读者对"复苏"这个重大题材有所了解。

江南水乡，不是泛指长江以南的大片地域。从历史地理学的视角及最新的考据看，事实上只是特指面积并不很大的一块"风水宝地"，是世界上一条独具特性和风貌的苕溪（发源于天目山的水系，有东苕和西苕两个源头）汇入太湖时形成的一个三角洲。这里曾孕育了我国历史上新石器时代著名的"钱山漾文化"。

这南太湖一带，土地肥沃，气候温和，水网密集，风调雨顺，人民勤劳，农业先进，商贸发达，文化深厚。尤在近一百多年，在西学东渐的影响下，这里的莘莘学子，既积淀了东方文化传统，又不故步自封吸收西方先进的文明科技进展，使繁荣富庶更有了基础。所以有了"上有天堂，下有苏杭"民谚，而"江南才子"更是对这里文化人的谥称厚赠。

当社会进入21世纪第二个10年的终端时，面对信息化的高歌猛进，我却有点扑朔迷离。我们几乎像毫无选择似地被推到一个陌生的世界，似乎忘记了初心、忘却了使命。但稍一清醒，却发现困扰半个多世纪的一个极其严肃的课题又摆在了面前。人类本应有的生理寿命，却被心脏与呼吸骤停造成的猝死，无情地剥夺了一些。早在20世纪50年代前，医学科学家就认识到人类约有1/4的生命，是不该过早失去的。

我们应该夺回来！这是我的"不忘初心，牢记使命"。20世纪60年代后的心肺复苏术（CPR），90年代的自动体外除颤器（AED）的问世，两者结合，即心肺复苏·心脏除颤（CPR·AED），可以在现场不失时机地使心脏复跳、呼吸重启，迅速阻断生命向死亡的发展，使濒临临床死亡（假死）的生命得以复苏。而城市、社区的急救医疗服务体系（EMS），为它的实施和进一步的救治奠定了良好的基础并提供了保障。

当代心肺复苏医学创始人彼得·沙法（Peter Safar, 1924—2003），60年前（1958年）在斯堪的维纳亚半岛的挪威的斯塔万格做关于口对口吹气的演讲时，激动地说道："一场复苏医学的革命即将到来！"

20世纪60年代后，随着心肺复苏术（CPR）在全球的推广，到了80年代，其抢救心脏与呼吸骤停成功的病例似雨后春笋般地在全球各地出现。

我永远不会忘却彼得·沙法在1989年9月，于香港举行的第六届世界灾害和急救医学大会（6th WCDEM）期间，兴奋地演讲着，还不止一次对我们说：CPR的及时、正确、广泛使用于现场，在不该死亡的病例中，约有1/4是可能复苏的，而且大部分都能重回生活、重返工作。

汽车在公路上疾驶，我的思绪似车轮在翻滚。沿道的水路，对我的同行者来说，这是北方难得一见的水陆并行的风景，他们感受着这里的江南风景，而我，却记起儿时的故乡。

那个时代，从南浔镇到上海市的交通工具主要是轮船。水系的发达便利与水运价格的低廉，远比坐汽车到浙江省嘉兴县（今嘉兴市），然后转乘沪杭铁路到上海市，要便宜快捷得多。

当回忆往昔，永远给我以温馨记忆的是那轮船。乘轮船，和着嗒嗒的马达声响，勇敢地前进。两道水流迅速划开河面，两岸是青翠的田野，田野上那金黄色的油菜花、彩蝶似的蚕豆花、矮墩墩的桑树，正在耕耘的水牛……令我兴奋，甚至引以为豪。每当从小镇的码头上坐上轮船，我会被告知，这里早晨发船的时间总要比上海往这里的船迟一个时辰。因为，这是南浔镇用以显示对大上海的一种居高临下姿态，也是大上海对这个孕育了中国近代工商业的"母亲"的敬意吧！多年后，这种说法居然在中国青年出版社的《中国古镇》丛书中，以及一本小说中得到了印证。

我之所以喋喋不休地讲述这些，是因为有一段值得珍惜的回忆与复苏笔记相关。

二、 我的生物课老师

1993年，我由美国做"访问学者"归来。春节回到故乡，见到了我求学时的中学校长林黎元先生。他当时还担任我们班级的生物课老师，而且也是那个年代他从教后最后一次担任我们班的任课老师。因为各种政治运动及厄运撞上了他，直到"文化大革命"结束。在我的少年时代，他留给我的印象是一位品德、学问俱佳的人。他上的生物课令我们难忘——生动有趣，学用结合，手脑并动，循循善诱。此时，他是南浔镇上的同乡会会长。由于他的小女儿是我的同班同学，所以我得以与林黎元校长尽快见面。

令我感到惊讶的是，岁月无情，人生艰难，在他的身上引起的变化却不大。他个子不高，年近七十，精神矍铄，言谈语吐、举手投足，还像40年前那副样子。他丝毫不提自己的坎坷人生，却极有兴趣地问我在美国的进修生涯和现在工作，充满着老师和长者的关爱。当我说是美国犹他大学邀我去时，他高兴地说："好呀，犹他大学的生物、医学系是很不错的。"我被他这句话惊愕了！

读者也许会有疑问，这句话并无特殊之处，何来"惊愕"？是的，因他说"犹他大学"时，发音十分标准，准确地表达了轻重音，"Utah"。只有对犹他州、犹他大学了解的人才会有这样发音。我即问："林校长，你去过那里？你的Utah发音怎么这样准确？""嗨，李宗浩，你是替我去了犹他大学了！"他语气平淡却透着显而易见的高兴。然后，他告诉我，当年他在复旦大学生物系毕业后，因学业成绩好，获得了犹他大学的全额奖学金，被邀去那里深造。

但他没有赴美国而是从复旦大学回到故乡。在他担任校长的南浔中学有地下党组织，如著名音乐家沈慎（中华人民共和国成立后任全国音乐家协会副主席），进步人士徐迟（诗人、翻译家，《哥德巴赫猜想》作者）等，他们期盼着新中国的诞生，同时也在精心策划着南浔的和平解放，使这片美丽的土地尽量不受战争的创伤投入人民的怀抱。尤其是南浔镇那座著名的嘉业藏书楼等，那是国家文化与图书的重要宝地，有着中西合璧的建筑文化，有着闻名世界的辑里湖丝织成的种种文物……共和国的喷薄阳光，已经露出微曦，他留在故乡小镇，留在了南浔中学。

接着他又说了句："你代替了我到犹他大学，虽然不是去做生物系的学生，而是做医学院的访问学者，谢谢你！"他紧紧地握着我的手。在握手中，我感受到他的兴奋，那双手很有力，不像是一个"人生七十古来稀"老者的手力，不像是一个历经风霜弱者的手劲，这就是我的老师！他的学生，完成了他40多年前赴美求学的夙愿而带来的喜悦，抑或是他几十年的坎坷人生已成昨日，师生在改革春风中看到了绽放的鲜花？

他感动着，我也感动着。想不到我中学的校长、生物课的老师，竟是我犹他大学未曾报到的学长。

南浔中学，因为校长是学生物学出身的，所以对学生进行大自然的启蒙教育，对生物课的理论和实践更为重视。校本部的外围是当年抗战中被日军毁坏的徐家花园的残存，改辟为"农场"。其中还有池塘，所以生物课的实习场所丰富有趣。随即我告诉校长，这里应该是我此生从事复苏医学的起点。

我说，我小时候很爱读的而且至今难忘的一篇小说是法国作家都德写的《最后一课》。讲的是那位小学生，读书不甚用功，上课总是迟到的事儿。那天早晨他又迟到了，到了教室，众目睽睽，他很不好意思，力图躲开老师的目光和谴责，但那天却并未感受到往昔对他的这一切。老师温和地叫他快坐下，继续严肃而又亲切地讲了下去。孩子们，这是我们学习自己母语法文的最后一课了。我们这里已被德军占领，以后不允许教授法文……贪玩的孩子马上想到刚才在沿途看到德国占领军在上操……啊呀，连我们自己的文化也不能学习了，亡国了，亡国了。

我告诉老校长，您教的生物课让我们自己动手做实验，在当时看来都是普通的一课，但对我而言，之所以我会从事急救医学、心肺复苏事业，并且倾注一生，就是你给我上的生物课的启发，它是我专业的第一课，永远的第一课，比起法国作家都德所写的《最后一课》中的主人公，我是幸福至极的。

第二节 "永远一课"，离体蛙心仍在跳动

一、解剖离体蛙心的惊奇发现

那是一节普通的生物课。课的后半部分是实验，课代表给同桌的两位同学发了一块小玻璃片和一个解剖刀。正在此时，班上平时喜欢玩儿且胆子大的两位同学，赤着脚卷着裤腿兴冲冲地提着篮子进来了。他俩得意地朝大家打着招呼，高高兴兴地给每两位同学发了一样东西，发给我们什么呢？

原来，他们俩到农场田里去捉青蛙了。要是以前，青蛙是有益动物，校方是不允许学生去捕捉的，而且老师还教导大家，不要让家里人到小菜场去买青蛙。当地人的家常美味之一是"田鸡腿烧毛豆子"（毛豆子即剥了壳的毛豆）。今天，是校长特批，选了两位喜欢捕鱼捉蟹的同学去捉一些青蛙为生物课实验所用。这两位同学可高兴了，得了"令箭"，不仅可以大大方方地去捉青蛙，更可以在同学面前"大显身手"。他们午饭后就带着家伙去了，后面还跟了好几个同学瞧热闹呢。

我们班 40 多个同学，同座的两人发一只青蛙。20 多只青蛙自然不肯就范，顿时欢蹦乱跳起来。一旦知道自己的命运将要在这个课堂上终结，包括人类在内的所有动物，谁心甘情愿地走向死亡？

林校长走下了讲台，一边看着同学们在制服青蛙的挣扎，一边指导大家如何解剖青蛙。他沿着一排排的课桌走，转了一圈后重回讲台，提高了声调说了一段话，尽管时光流逝了近40年，但我仍清清楚楚地记着，"同学们，我们今天的实验课，是把青蛙的心脏从它身体里解剖出来，放在玻璃片上，看看会是什么样的结果呢？"同学们几乎不约而同地回答："青蛙死了，青蛙心脏也就不跳了。"

林校长听了既没有说是，也没有说不是，又走下讲台，在教室里来回走动，指点大家做解剖。当他走到我课桌旁边时停了下来，对着我和我的邻座陈明重复了一句："仔细观察，离体青蛙的心脏会是什么状态。"

因为我平时喜欢看课外书报杂志，又是学校图书馆的借书员（就如同今天的"志愿者"），看课外书比较多，所以我记得书上说动物的心脏能力是很强的。林校长反复地问这句话，自然不会是"跳或是不跳"这么轻而易举就能回答的问题，定有深意。在他的目光直视下，我没有直接回答，只说了三个字："不知道。"林校长没有回应，他又走上了讲台："同学们，现在大家要小心地把青蛙的心脏从它的身体里剔出来，放在玻璃片上，看看离体的青蛙心脏会是什么样？"

教室里很快一片寂静，同学们全神贯注、小心翼翼地将蛙心从青蛙的胸腔中剔了出来，生怕把它弄碎，轻柔地放在了玻璃片上。奇迹出现了，离体的、红色的、小小的蛙心，在平直洁净的小小玻璃片上，仍像在身体内那样，自顾自地规则而有节律地在搏动……

教室里，随着课桌上几十个离体青蛙心脏的跳动，刚才的一片寂静打破了。同学们活动着，交谈着，热烈地讨论着，整个教室洋溢在一片兴奋、惊讶的气氛中……

60年过去了，我仍清楚地记着林校长当时讲的一段话："同学们，离体青蛙的心脏继续跳动，说明了动物心脏具有自主性、节律性，也说明了心脏心肌的坚强性。生理学家所做的一系列的实验，还证明了我们人类心脏有类似的情况。离体婴儿的心脏，在灌输液的支持下，也能跳动几个小时，甚至更长的时间。同学们，从生物学、生理学的角度，今天我们的实验课已经达到了目的……"

"同学们，我想从这堂实验课，应该引申出，我们做人做事也要有心脏这样顽强的奋斗精神，无论在顺境还是逆境，就像这个离体的蛙心，不停地跳动，前进不止……"

二、"天下第一件好事还是读书"

20世纪50年代中期，林校长指导我们的这个实验，他说的这些话，我都铭刻在心。当时，他来来回回地在教室里走动，多次在我课桌旁停留，指导我们解剖，也许这是冥冥之中，他对我独有的一种关注、期盼？希望他的这个学生，在心脏跳动的课堂上得到启发和灵感并牢记终生？

这是我此生从事心肺复苏事业的第一堂课、第一个实验研究"课题"，是我心肺复苏笔记的第一篇文章，是我进入复苏领域里的"永远一课"。

我爱回忆。春天里，在古镇中，这堂生物课，这个小实验启蒙了我的思想，引导我走向世界，走进复苏的科学殿堂。

我向老校长简单地汇报了我在复苏医学上的学习、工作情况。他频频地点头说，要多读书。他说，清朝的两代帝师翁同龢是离此不远的常熟人，为南浔张家题过一个柱匾，写得很好，"世上几百年旧家无非积德，天下第一件好事还是读书"，寓含哲理。

老校长显见的高兴使大家兴奋的心情都被点燃了。他说，我陪你们去几个地方看看,你们小时候肯定没有去过,那时有些地方不开放,无缘得见。

他领我们到了东栅张静江先生的旧居,陪我们去了南栅的嘉业藏书楼。藏书楼我去了无数次,但有些情况却不知道。他特地给我们讲了这座闻名中外的文化书库的历史,尤其是1949年4月解放前夕,周恩来同志在日理万机时还牵挂着这座藏书楼,专门电令解放军要保护好南浔的嘉业藏书楼。

我们第一次看到在书楼入口处,挂着放大了的周恩来总理对南浔藏书楼保护的亲笔指示的复印件。后来,我在《南浔通讯》还读到了一篇上海的朱同乡写的《周总理和我说起藏书楼》一文。文中讲到周总理问她是哪里人,回答是浙江湖州人(因为她怕南浔是小地方不为人知,所以说是湖州人)。周总理又问你是湖州什么地方?答道,是南浔镇人。周总理立即兴奋地说道,那是个好地方,鱼米之乡,而且还有个嘉业藏书楼,中国与印度的边界的"麦克马洪线"的有关资料还是从藏书楼里找到的。

我们沿着嘉业藏书楼、小莲庄,在当年静僻得几乎没人走过的林径石板路上走着。两旁高大的香樟树茂密的枝杈、树叶织成的绿荫在小道上空搭成了"凉篷",走到这里就像来到了清凉世界,还未进书楼,一阵浓郁的书香味已经袭来。

现在,虽然附近的周庄、同里,尤其是一步之遥的乌镇,是闻名全国的旅游名胜,南浔的知名度与其无法比肩,但我十分愿意我的故乡平静沉稳。这里的民风一贯低调,极不张扬的乡俗使她在当今经济大潮那喧嚣的气氛中,保持了一份宁静与深沉,就像这座藏书楼,都是一个美丽的文化大花园。藏书楼没有围墙,静悄悄地立于庭院北侧,被簇拥在草木花丛中,矗立在池畔凉亭旁。一条小河环绕四周,它既是与外相隔的"界河",也是书楼万一失火时灭火的水源,同时又接着地气。

经历了人生,走了些地方,更能体会这种没有围墙的设计格局的良苦匠心。嘉业藏书楼这座二层书楼本身,不显山不露水,不张扬不傲气地在假山、曲桥、亭子、树木、草地的怀抱中,在广袤的江浙平原、太湖苕溪之旁的桑林田园里,经得起沧桑,耐得住寂寞,散发着它古朴的书香……

第三节 心脏,生命的发动机从不歇息地劳作

一、动物心脏的进化

我向老校长汇报了那堂生物课对我的影响,也让我认识到向公众、向青少年普及科学知识之重要。我告诉他,1976年粉碎"四人帮"后,党中央发出了向科学进军的伟大号召,特别重视和提倡提高全民族科学文化水平,加强科学普及工作。

1978年5月,在上海召开了中华人民共和国成立后第一次规模盛大的全国科普工作座谈会。我作为北京市的代表,同时也兼任着协助中国科普大家高士其先生的一些工作,使我有缘接触那些我在少年时代所读书报杂志里的文化界与科学界的"大人物",有机会向他们学习。同时,也将曾经传授我们科学文化知识的前辈的工作部分地承担下来,为现在的青少年的科学普及尽了一点"感恩、报恩"之心。在普及知识上,我

首先想到了"心脏"。

我为上海少年儿童出版社写了一本《人体的奥秘》，为《小学生文库》写了《人体的运输网》，都是以心脏血液循环为主体内容的，而且不惜篇幅地来描述心脏的强大自律和勤奋一生的搏动。

即使今天，我已经是心肺复苏医学领域里的一名老医生了，但我仍然将"心脏"科普铭记于心，因为人体的生理结构未曾改变，心脏心肌仍在相守，我应该让一代代人对此有所了解。

动物的心脏，都有一个共同的特点：忠于职守，辛勤劳作。

勤劳的蚂蚁，美丽的蝴蝶，可爱的蜻蜓，这些小昆虫的身体里都有"心脏"。尽管它们的"心脏"小而简单，像个小口袋似的，但这个"口袋"能够收缩，可以把血液压到血管里去。随着生物的进化，心脏的构造也逐渐复杂精密起来。鱼的心脏，已不再是直通通的一个口袋，里面装上了隔板，分成两个小房间（生理学家把它叫作"腔"），一个叫心房，另一个叫心室。它的跳动十分规律。到了两栖类动物青蛙，不仅在水中，也可以到陆地上生活，不像鱼儿靠鳃呼吸了。青蛙已经由用鳃呼吸变为用肺呼吸，这可促使心脏更进一步发展，变成了三个"房间"——两个心房、一个心室。

到了爬行动物蛇类，它的心脏已分为四个"房间"。马、牛、羊、猪、鸟、猴子、猩猩，以及我们人类，心脏都有四个"房间"。这就有了一套完整的构造，使心脏能推动血液在周身流动，经过不同的道路完成运输任务。如果这些动物的心脏，还像昆虫或鱼儿那样的简单，那么血液的成分就被搅混，很多重要的生理功能就无法完成了。

随着心脏担负的任务不断加重，它的活动能力也大大提高。例如，凌空飞翔的鸟儿，它们像一架架飞机，穿过山峰，跨越海洋，心脏该使出多大的劲呀！

　　有人做了一些很有意思的统计。野鸭心脏的质量几乎是家鸭心脏质量的两倍半，野兔心脏的质量是家兔的 3 倍多，猎狗心脏的质量是家狗的两倍多一点……这说明了什么呢？野鸭、野兔、猎狗，由于生活艰辛，要寻找食物、保卫自己，一天到晚四处奔波，所以心脏的工作量很大，长年锻炼使心脏长得个大、结实、有劲。至于家鸭、家兔、看家狗，它们生活安定，养尊处优，再不必为吃食四处奔波操劳。尤其北京鸭，靠饲养员往它嘴里填食物过日子，"饭来张口"，又少活动，所以肥得都走不动路了。它们的心脏得不到锻炼，当然长得单薄、没力了。

　　把动物的寿命与心脏的质量作比较是很有趣的。你会发现，野兔平均活 15 年，而家兔只活 4～5 年，野兔的寿命是家兔的 3 倍以上。猎狗可活 27 年，而看家狗只能活 13 年，猎狗的寿命是家狗的两倍还多一点。也就是说，心脏的健壮结实，使动物的寿命也长；心脏强大几倍，寿命也增长几倍。这些有趣的资料，读下去，在第三章有我们在广东省中山县的猴、犬的心脏等实验得出的"第一手"资料，相信会让你认真阅读和思考的。

　　那么，我们人呢？凡是经常进行体育锻炼或者从事体力劳动的人，他们也因为心脏得到了长期锻炼，身体健康结实。有一位 82 岁的马拉松运动员，几年前他还能轻松地跑完 21 千米的半程马拉松。据说，他心脏的力量并不比 25 岁小伙子的差！

　　可见，劳动、锻炼是使心脏健康、人类长寿的一个重要原因。

二、人心窥测

　　现在，我们来看看人的一生中，心脏是在怎样变化的。当胚胎刚刚形成只有米粒大小时，就出现了最原始构造的心脏，慢慢长大像个小口袋，和昆虫的心脏差不多。到第三个星期，心脏长成了根弯曲肥厚的管子，里面已分成了两个"房间"，这时它开始收缩，发挥着心脏搏出血液的功能了。到第三个月末，胚胎外形与人形相差不多，心脏也长成了4个"房间"，即4个腔。这时，如果采用一些仪器检查，就可以听到胎儿心跳的声音并描绘出心电图形。

胎儿心脏从两个腔发展到4个腔的过程，正是生物进化在人体留下的踪迹。刚刚出生的婴儿的心脏像个球形，到了12岁时，男孩子的心脏外形像只小鸭梨，女孩子的心脏像个鸭蛋，进入成年后，男女心脏都像个大鸭梨。

心脏本身的质量也随着年龄的增长而增大。婴儿的心脏只有16～17克，1岁时增加了两倍，5岁时增加了3倍，16岁时增加了10倍，成年人的心脏质量是250～260克。长年从事体力活动的人，心脏就要相应地大一些，劲儿也更大些。

人的一生，心脏总共跳动了多少次呢？从胚胎的第三个星期起，到胎儿降生，从婴儿、少年、青年、老年，一直到生命的最后一息，如果以每分钟平均心跳80次来计算，那么一个活80～90岁的人，心脏就要连续不停地跳动三十几亿次！

请问，现在世界上哪台发动机，能够昼夜不停地连续工作八九十年，转动三十几亿次呢？

身体里的这台发动机，体积很小，只不过250多克，和拳头差不多大小，它不仅在不停顿地跳动，而且工作效率很高，每分钟经过心脏搏出的血液有4～5千克流遍全身，一昼夜搏出的血液约有7000千克之多！一年能输出200多万千克的血液。如果，一个人活到70岁时，他从心脏输出的血液足有 1.4 亿多千克，可装 3000 节油槽车。这是一些多么令人惊讶的数字呀！

250 克的心脏，24 小时输出的血液超过它自身质量约 26000 倍，真是了不起呀！也许读者会问，一个人身上总共也不过 5 千克血，怎么心脏昼夜之间搏出了那么多的血呢？这是因为心脏把血液压到了血管里，然后运回来，又压出去再运回来。就靠着心脏的不停跳动，以及血管的弹性使血液始终流动不止，从而担当了全身运输血液的重任，这就是血液循环。

第四节　心脏的传导通路和坚韧的心肌

一、两位科学家的争论

向读者介绍人体心脏的传导通路是必要的，因为它与心肺复苏关系密切。同样的道理，应该知道人的心肌是何等的坚韧，它可远比我们胳膊、大腿上那些外观粗大结实的横纹肌强壮得多。心肌有很多普通肌肉（无论是横纹肌还是平滑肌）所不具备的特殊功能，真可谓"深藏不露"呀！

我们先来讲两个故事。

第一个故事是，生理学家斯丹尼观察了离体的青蛙心脏的跳动。他想，蛙心能自己跳动，肯定就在心脏里存在它自己的指挥者和指挥系统。但它们深藏在哪里呢？

复苏 Resuscitation

斯丹尼开始寻找。心脏上部分称为心房，下部分称为心室。他用一根极细极细的线，在心脏上部将静脉窦和心房交界处紧紧地结扎住。很快，在结扎水平线以下的心房、心室停止了跳动，但静脉窦还在有节律地收缩着。这说明，蛙心之所以能跳动，它的指挥者，确切地说，起搏点就在静脉窦。

20多分钟后，一个奇迹又发生了！刚才已经停止跳动的心房、心室，突然又重新开始收缩，只是跳的速度比较慢。这说明，心脏一旦失去了来自静脉窦的"正统"领导后，替代来指挥、领导心脏跳动的"代表"在其他地方又出现了，前来指挥心脏的活动。

这个实验虽然简单，但发现却很重要。这个著名的斯丹尼实验，找到了心脏跳动的发源地——起搏点的位置，而且它可以"派出代表"。

第二个故事与意大利人、物理学家伏特有关。有一次，他应生理学家伽伐尼的邀请去作客。伽伐尼宴请客人的菜中，有一道要用青蛙肉。当他用铁钩钩着蛙腿走过阳台到屋内时，忽然发现蛙腿抽动了一下。这个抽动立即惊动了两位科学家。

他们想，蛙腿为什么会抽动呢？对这个问题，他们两人各有各的意见，争执不下。后来，他们又用各自的专业知识进行了大量的研究，并且力图否定对方的意见。虽然他们的看法都有一定的片面性，但终于使生理学家发现了生物电流，认识了神经肌肉的放电现象，开辟了电生理学的研究领域。要没有这项研究，今天我们到医院去，就看不见心电图、脑电图等仪器了。

伽伐尼对促进医学的发展有着重要的贡献。而物理学家伏特，虽然当时没有认识到生物电流，认为铁钩钩着的蛙腿会抽动是由于金属正负电作用的缘故，但他的研究在电学领域取得了重大成就，发明了伏打电池，真是功不可没。

这两个故事说明了心脏的跳动有它的"指挥员"，而且生物内部存在着生物电流。这样就使静脉窦这个指挥员发出的生物电流命令，能顺着像电话线一样的特殊通路——传导系统，往下传到心脏的各部分。在"指挥员"的统一指挥下，使心脏进行有规律的跳动。

二、心脏里的特殊通道

现在，我们可以来看看心脏里这条特殊通道了。这条通道，是由一些特殊的肌肉丝——心肌纤维组成的。它们像电话线那样从心脏的上部开始往下"架设"，中间分成了3个部分，像设了3部电话总机似的。

第一部"总机"，就是青蛙心的静脉窦，在人的心脏上部叫窦房结，长得像标点符号的逗号的形状。由它往下发出架设的第二部"总机"，即心房心室交界的房室结。最靠下的那部"总机"叫房室束。房室束又分成了左、右两束心肌纤维，像两股电话线似地往下蔓延，接通铺设心室的各个地方。

这些特殊构造的心肌纤维，就像密密麻麻的电话线遍及心脏各处。由于有三部"总机"，尤其是最上部的窦房结发出让心脏跳动的命令，这个命令就能及时地按一定的规律往下传送，各个部位也就"闻鸡起舞"规规矩矩地依照一定的次序跳动着。

我们见到的心电图形，高高低低、弯弯曲曲不同的线段，就是真实地记录了心脏收缩命令的发出、传递、到达终点的全部历程。那是很有意思的。医生根据图形的高低、上下、长短、间隔时间等，来了解心脏跳动过程中的情况，精确地鉴定出："电话命令"发出的地方，换没有换位置，是不是按那条特殊通道走了，传达命令的速度对不对，有无违抗命令不往下传达的情况；或在什么地方被阻挡住了，等等。据此，可以了解心脏的功能、诊断有关疾病。这种心电图检查，现在已成为一项十分普遍的诊断技术了。

三、世上最坚韧的心脏

现在，让我们来认识一下心肌的本领吧，那真是超乎寻常。心肌的收缩，使心脏跳动；心肌的放松，使心脏舒张。心肌收缩的力量越强，心脏跳动得就越有劲，打出去的血就越多，血液循环也就越旺盛。我们的右手由于活动机会比左手多，右手肌肉得到的锻炼也多，因此，右手的劲儿也比左手大。所以，越是经常锻炼的人，心脏跳动的力量也就越强，心脏就越健康。

但是，心肌不能老是一股劲儿地收缩，凡事总得有劳有逸。要是让我们从早跑到晚，中间也无休息时间，谁受得了呢？心肌也需要休息，它把自己的休息安排得十分得当。我们摸摸自己的胸口或脉搏，感到心脏在扑通、扑通地跳动着。在扑通、扑通之间的空隙，心肌就处于休息状态。

生理学家做了一个测定。一个人的心脏如果每分钟跳动 75 次，那么一次心跳的全部时间，就称为一个心动周期，是 8/10 秒。在 8/10 秒的"扑通"声中，心房的收缩是 1/10 秒；余下的 7/10 秒，心房肌肉是处于休息阶段。心室的收缩是 3/10 秒，心室肌肉的休息时间为 5/10 秒。所以，在心脏每一次跳动中，有一半以上的时间，心肌是可以得到休息的。

心脏这样争分夺秒地抓紧时间休息，是为了迎接下一次的跳动。以逸待劳，保证了心肌能长年累月地正常工作。至于在夜间睡眠时，心脏跳动的次数明显地减少，心肌的休息也就更充分了。

心脏能够不知疲倦跳动的另一个重要原因，是身体给心肌提供了极为充足的养料。"既要马儿跑得好，就要马儿吃得饱"。约250克重的心脏，只占人体重的1/200左右，可是即使在安静状态下，人体里却有着1/20左右的血液要首先流经心脏，来保障心脏跳动时所需要的各种养料和氧气。

身体有轻微的活动，得有1/10的血液要首先流经心脏。至于我们在进行赛跑、打球等体育运动时，由于心脏的工作量猛增，它就需要更多的养料和氧气，因而血液的供应更加充分。剧烈运动时，全身近2/5的血液要流经心脏，这时心脏1分钟排出的血液增加到20000毫升，而流经营养心脏血管里的血液，1分钟就达到了8000毫升，约等于心脏自身质量的32倍！

这么多的血流到心脏里是大有好处的。除了提供充足的氧气，还送来了葡萄糖、氨基酸、脂肪酸等丰富的养料。心脏不像那种"挑挑拣拣"偏食的孩子，它吃食随便，可以说是个"杂食"器官，所以血液里的各种养料它都喜欢，心肌都能"消化、吸收"，吃得好、吃得饱，就不感到饥饿与疲劳，跳起来也格外有劲。

第二章 Chapter 2
中国首部复苏科教影片

第一节　傅连暲部长为我举行急救"拜师会"

一、我给傅连暲部长写信

1963年夏初，我一个资历不深、年仅23岁的普通急救医生，要担任水利电力部组织拍摄的一部急救科教影片的科学顾问。这是由于卫生部的推荐，我所在单位北京急救站（即现在的北京急救中心）也同意。这部影片由北京科学教育电影制片厂拍摄、制作并面向全国发行。

影片的指导思想是"救死扶伤，发扬革命的人道主义精神"；科学内容是介绍急救复苏方法；情节是，中国在经济建设发展过程中，农村开始将电力用于生活生产中，触电事故发生较多，现场采用人工呼吸等急救方法来救人。所以，核心是在影片中要科学、正确、形象、生动地将复苏方法表现出来，让观众看懂、学会。

用现在的时兴话说，"压力就是动力"。尽量多地找有关书刊阅读是我想到的第一个办法。当时最权威的参考书是《麻醉学》，作者是谢荣教授，书是由医学专业的人民卫生出版社出版、发行的。书中白纸黑字印着人工呼吸的各种方法。但都是"按压式"的，即俯卧压背、仰卧压胸、牵臂扩胸等，当然也稍微介绍了口对口吹气。

面对少米之炊，我犹豫了。

各级领导对我说的话几乎是一致的：这是我国首部急救科教影片，

参考资料不多，而现实尤其是农村迫切需要这样的影片，你任务很重，十分光荣。我几次推辞，理由也很充足——我人微言轻，科学、医学资历浅，难当此重任。我可以给大专家、教授当助手，协助工作。但领导们还是要我担此重任，他们的理由也是相同的：急救尤其是复苏医学，中国现在还没有形成学科，在触电急救上也无权威专家可找。你在这方面是有经验的，并且已经在学术刊物上发表了关于触电急救的一些文章，受到关注；同时，你也出版了一本关于急救的科普读物，反响也不错。做顾问和指导也是学习提高的一个很好的机会。

看来"推"是推不掉了，只好硬着头皮上了。最后，我坚持科学顾问由单位署名，技术指导由我担任，但科学顾问、技术指导的所有理论、实际工作都由我承担，我负责，我签字。

现在想来，那个年代，我们的各级领导对年轻医生的培养和提携真是令人感动，对我个人真是委以重托、给予高度信任。我记得卫生部医政司司长亲切地对我说，这部科教片是讲触电急救、讲人工呼吸的方法的，讲在现场如何处置的，不找急救医生作顾问、当指导，我们总不能到大医院去找临床专家吧？那既不符合实际，人家也不会这样做。水利电力部农电司司长也鼓励我，年轻人，不要推辞了，你的触电急救病例分析报告和论文我们都看过了，你是很合适的。当时，我们单位的领导也是很开明的。

我答应下来了，但心中还是有些胆怯。怎么办？我想到了我敬重的傅连暲老医生，这位德高望重的革命前辈。他红军时代就跟随毛泽东主席干革命，经历长征……时任国家卫生部副部长、中央军委卫生部副部长，被授予中将军衔，兼任中华医学会会长。他不久前曾对我说，随着经济建设，中国的各项事业都会很好发展，急救必将成为一门重要的学科。你有志于此，我替你请一些与急救有关的专家做老师。后来，他在中华医学会为我举办了"急救医学拜师会"，专门请了北京医学院的谢荣教授、中国医学科学院阜外医院的尚德延教授等七位专家。在会上，他对专家们说，我国要发展急救医学事业，急救医学会形成学科，国际上现在也没有形成专业，宗浩大夫有志于此，大家要帮助他……每每想到此处，我总是热泪盈眶。于是，我又去找了傅连暲部长。

因为就在此前不久，我的科普书《急救常识》在群众出版社出版后，反响较好，出版社通知我要重印，希望修订并增加内容。我当时也很着急，因为国内找不到同类书籍参考，请教专家学者也不知该找谁，因为急救没有学科，也没有这方面专家。情急之下，我想到了傅连暲医生。我看过他的一些书，他原本是一位医生，在战争风云中，重视急救而且还编写急救讲义给军医讲课。当时我是"初生牛犊不怕虎"，年轻的"毛头小伙子"不知深浅，居然写了封信并寄上书，请他指导。

书寄出之后，我就后悔了，不该这样去打扰人家，也对得到他的回复不存希望。谁知两个多星期后，他给了我一封长达七页的信，不仅鼓励，而且对书中的问题一一找出。这样，我们就认识了，他成了我学习急救医学的第一位导师、恩师。这次，我又去请他帮助。

傅连暲一如既往地少言寡语，听我讲后，沉默了一会，轻轻地但却掷地有声地说道："你不要推辞了。人家主动提出，卫生部和你们单位又都同意，你应该做。而且，在拍摄这部科学影片过程中，你能学习到很多知识。你要请教谢荣教授、尚德延教授这几位老师。他们都在北京，也方便。同时，你要尽量多读一些相关的文章。"傅连暲为此又给他们打了电话。这样，我也给自己"打足了气"。我虽年轻，不过数年的医学经历，但却是北京急救站的医生，每天接触到的都是垂危急重的患者，都是在"缺医少药"的各种现场,诸如患者的家中、车水马龙的街道、来去匆忙的交通要道、人群拥挤的集会场所、大小饭馆的餐桌上、正在建筑的工地、商店、运动会的赛场、江河湖海里的意外发生地、农村贮存作物的地窖……

在各种各样的现场中,最为紧张突兀的场景是,好端端的一个人,突然因为"触电"迅速发生呼吸、心跳骤停,生命悬于一线,生死就在一刻。我们怎么去救,立即进行"人工呼吸",要不要打"强心针"(心脏兴奋剂)呢?在那个年代,心电图还不很普及,救护车上更无此设备,但对存活者的详细检查、认真听诊对心律的评判,我已经有了"一孔之见",而且已有论文发表。要知道,在20世纪60年代,医院外对猝死患者抢救的方法就是靠人工呼吸。

当时权威标准的人工呼吸方法归纳起来都是"压式"与"扩胸"两类。俯卧压背法是全球使用最为普遍的急救法,救护人将双手放在伤病患者背后肋骨最下端的地方,用向下向前的力通过背部、最下端的肋骨处挤压,力量也就传到肺部的最下端,将此处肺内空气压出,形成呼气。然后,双手挤压停止,压力解除,肺部回位,使外界空气(大气)进入肺内,形成吸气。

常用的仰卧压胸法,人工呼吸原理与俯卧压背相同,只不过是压在胸部,也就是施压在胸廓上。压下时,胸部变小,肺随之受挤,肺内气体被压出,形成呼气;不压即放松时,胸部回位,肺部随之扩张,恢复原状,外界空气进入肺内,形成如正常状态时的吸气。一压一松,呼气吸气,反复规律进行,完成人体正常生理状态时的呼吸过程。

同样,仰卧牵臂人工呼吸法,施救者在将被救人两臂伸直,然后向外向上伸展时,胸受到牵拉,胸部随之扩张,肺脏内气体被动压出,形成人正常生理的呼气机制；两臂在扩展后又回复原状，胸部也随之缩小，外界空气进入肺内，形成吸气，规律进行，完成呼吸过程。

总之，上述的3种人工呼吸方法，自19世纪发明至20世纪60年代，成为全球抢救猝死患者的"经典"方法、标准动作。从科学原理到实践操作，从医学生的课堂教学到现实中的第一救命方法，是"金科玉律"，无人质疑。但是，从文献上能查到应用此法究竟成功地抢救了多少病例？却鲜见报道。

现在，拍摄中国第一部官方的、科学的、救命的、权威的急救科教影片，首要的问题或者说主体的科学内容是人工呼吸急救方法即上述3种方法怎么表达呢？我先是与位于天安门东侧南池子，即与我工作单位北京急救站仅一墙之隔的北京市劳动人民文化宫（东门）图书馆联系，在那里找尽了所有的图书，有关急救的书可谓凤毛麟角，偶见的科普书中也只是零星地介绍这些方法。

因为北京劳动人民文化宫的医疗关系在我们单位（北京急救站当时还附设了南池子门诊部，我们除了主业急救，还轮流兼顾着门诊），所以关系很好。图书馆管理员老朱只要来门诊部看病，都是指名道姓地点我这个年轻的"李大夫"。而我凡有空闲或是在值完夜班的白天，稍微休息后，就一改脚步匆匆，慢悠悠地走出急救站往南，只不过五六十米，往右拐，经过了"中国人民外交协会"的门，就到了文化宫东门，因为是熟人，也不用买票，进门，沿着假山走过扫得干干净净的小路，抬头看见一幢小型的宫殿式的平房，那就是文化宫的图书馆。我的青年时代，我在北京急救站的业余时光，多半是在这个图书馆里看书或写文章度过的。

红墙内，在那古老的松柏掩映的皇家庭院内，在光线明亮、房间宽大的阅览室里，那时，尤其上午人很少，有时几乎只有我一个人，多么惬意呀！

窗明几净，看书看得累了，老朱还过来，轻声地聊上几句。有关急救的包括专业、科普的书刊找遍了，也只有这些。老朱建议我到北京图书馆再去找找。我点头称是。其实，我也去过多次，无新的发现。但我在想，再去几次，每次隔上一天。好在急救站夜班多，方便白天学习，那时，真是年轻精力旺盛呀！

二、 北京图书馆里找不到权威的急救专著

北京图书馆，应该说是国家北京图书馆，位于北海公园旁那座美丽大桥的西侧路北。雕栏玉砌的文津街东端的北海大桥，横跨着中南海与北海（实际上是皇家的人工湖）。前者是共和国的首脑办公中枢，一汪碧波下的静静湖水，在阳光下泛起一层又一层的粼粼波光，光亮得耀眼，以致要微闭起眼睛才能躲开阳光直视湖面。

这里，我从未见过湖面掀起什么大浪，更不曾见过汹涌波涛，但也在这里，有过无数次的惊心动魄的历史风云卷起的滔天巨浪，沉重地敲打着湖岸。清朝慈禧囚禁光绪皇帝的瀛台就在湖中。北海大桥的北侧，北海的湖面却显得温柔多情了。白塔的侧影，小船的荡漾，游人的歌声，情人的低语，尤其是系着红领巾的少年在公园里，或在小船上的轻划，无不散发出这座古城的温馨和现代的青春。

在北海大桥头，西侧路北有一座大庑殿顶宫殿式的建筑，如今人们都不甚熟悉了，而且容易被路人忽视，那是当年的北京图书馆。原来的北京图书馆早已迁址至紫竹院公园北侧的一座新建的、占地面积大得多的新馆，并更名为国家图书馆了。所以，北海公园旁边的北京图书馆改

为国家图书馆古籍馆。汉白玉的台阶靠柱、高贵的华表、木屋顶上绿色琉璃瓦，在阳光下透着一股英气，无不显示着中国古典大庑殿顶建筑的高贵气派和雍容华贵，而不是"雕栏玉砌应犹在，只是朱颜改"的那个味道。

在这热闹的市区中独得一处的幽静，倚借北海宽大湖面和树木成荫园林的特赐，使这座北京图书馆更显得庄重大气，透出一股中华民族人文气息的沉稳和厚实。

那时，莘莘学子可以到这里来借书，可以几乎一整天地在宽大的阅览室里看书、摘抄。多么可亲可敬的地方呀！当时，中央人民政府的文化部副部长丁西林兼任这座图书馆的馆长。

20世纪50年代中期，北京图书馆还曾专门设立了"科学文艺通讯院"，对具有高中文化水平以上、通过一篇千字散文的写作，经专家评阅录取了一批青年学子，成为科学文艺通讯员，可以经常参加文化部、北京图书馆举办的各种高层次的科学、文艺报告会，学术讨论会，观摩著名的戏剧……而这些活动有时也同时向社会开放，因为档次高，所以观众需要排队领取参会的票证。那时，经常看到排得长长的队伍，入场券很快就发完了。从排队的盛况，同时也从不少科学、文艺爱好者未能领到的入场票券的快怏，折射出那个年代，不少年轻人的"追星"对象是什么人了。

世界文化科学名人、名作……如20世纪五六十年代，全球性的纪念世界文化、科学名人的活动，中国政府的积极参与和社会对此的热忱，在这里都能看到它的许多光芒。

我因为侥幸考取了科学文艺通讯员，所以几乎每个周末或周日能收到通知，不用排队，参加诸如纪念萧伯纳、沙恭达罗、娜拉、爱因斯坦等的文学或科学报告会，至于俄罗斯文学的托尔斯泰、屠格涅夫等作品的研讨会，演讲者则是戈宝权、曹靖华等俄罗斯文学翻译家。还有关于李时珍、蔡文姬的报告会，以及时常举行的诗会与诗歌朗诵会。更有幸者，能看到戏剧观摩，多是名家演出。这对一个穷学生来讲绝对是"奢华"了。我曾看过话剧《娜拉》，北京人民艺术剧院朱琳主演的《蔡文姬》……报告会后，还能与演讲者面对面地讨论，请他们签名。

记得有一次是翻译家张铁弦先生演讲高尔基的《母亲》。我是很喜欢这部作品的，但因为正赶上急救值班，一时怎么也找不到同事替班只好忍痛割爱了，但心中总放不下，于是就冒昧地写了封信给时任北京图书馆副馆长的张铁弦先生，请他将那天的讲稿寄给我以便学习。没过几天，我收到了他的原稿。那是一个学生用的普通笔记本子。他的字较大，没有受笔记本中的横格限制，字写得较潦草，真是"笔记"。薄薄的一个本子几乎写满了讲稿。同时，他还给我写了一封信，大意是遵嘱寄上你要的讲稿，看完后"掷回"。当然，我是很认真地读了他的稿子，摘抄了一些文字并做了"读书卡片"。这也开始了我此生中用文献卡片来记述重要著作的习惯。

我很珍惜张铁弦先生对我一个极普通的、毫无建树的年轻人，给予了如此的重视和信任，尽管这在20世纪五六十年代是令人敬重的长者对后生求职求教时比较普遍的一种做法。后来，尤其是从事急救医学工作后，阅读科学文献，以及我担任《中华医学杂志》《中华内科学杂志》审稿人后，对我曾审过而发表的著作，我都做了文献卡片。因为我认为这是一种很有价值的读书方式，读者不妨参考，看看能否起到"事半功倍"的效益。后来，我有一点儿"小名气"了，读者给我来信，我也是认真地回复。这位"大家"对我的影响是很深远的。而我碰到困难需要求助名人、大家乃至高层领导时，我也没有改掉不知轻重向上写信的习惯，幸运的是还多能得到帮助。

这种阅读方法，我是"深受其益"的。

亲爱的读者，我似乎离题太远了。我是太喜爱北京图书馆了，多说了些。总之，北京图书馆的书刊确实丰富，但关于急救方面的资料所获不多。虽然看了不少文献报告，也做了一些文献卡片，但那时还是没找到关于口对口吹气的更有用的资料。有关心脏挤压的实验动物的报告，以及一位天津学者的文章倒是看到了。

从阅读的书籍中，我已积累了近千张的科学文献阅读卡片，但关于人工呼吸的卡片只有寥寥十几张，如出一辙地记载的这些方法——背部挤压的是：背下部，第12对肋骨处。这些文字的表述和插图的说明，都是指导我们做人工呼吸时，挤压力量传至肺的最下端，然后往上推压着，迫使肺里的气体排出。

从理论上讲，这是说得通的。但如仔细推敲，一个身强力壮、背阔胸厚、肌肉发达的人，仅靠做人工呼吸的人那有限的挤压力量，又着力在肺的最下端，能有多少力量能促使肺内气体排出呢？何况，漫长的气道像是火车钻进长长的隧道。生理学家将不参加呼吸过程却占了这个通路的部分称为"死腔"，这个死腔的容积有500～600毫升。如果我们能从肺的末端好不容易地压出了1000毫升的气体，而有效参与呼吸过程的气体却只有一半，约500毫升。何况，在现实的抢救中，是否真正有500毫升还不一定。

当时对人的心脏骤停的抢救没有什么记载，我的文献卡片中也仅记载了19世纪有科学家在狗的胸部进行胸外挤压获得成功的例子，但重复效果不佳。因为在体外按压狗尖尖的胸部时，手部经常滑脱，无法使胸廓外施加的压力达到心脏。

  获得肯定的胸外挤压法出现在20世纪60年代。我的文献卡片也记下了20世纪50年代中后期，天津市的一位专家作胸外按压进行急救的报道，但例子很少。这在开胸按压上却给了我启示，也使我这个"初生牛犊不怕虎"的人曾经在20世纪60年代初，在北海公园后门附近，对一位年轻的猝死者（因为我接受指派后，临时取了一个开胸包），在现场居然做了一次开胸的心脏按摩（那时不叫心脏按压、挤压，叫"心脏按摩"），使心脏复跳了一会，后来停跳了。我还记得将患者送到了临近的北京大学附属医院。后来，同行们对我说："你太胆大了。"

  我那时"教条"得厉害，一次到北京市房山县（现改为房山区）去急救一位被狗咬伤的孩子，初步处置后，就向村里人问那条咬人的狗找到了吗？答案是已被打死了。我二话没说，让他们把这条死狗随急救车一起送往医院，因为书上讲得很清楚了，如能找到咬死人的狗，应进行分析以确实是否为狂犬。但问题来了，这条死狗怎么随着急救车送呢？那天的救护车是我们称为"中卡"的车，是第二次世界大战时美军留下的救护车，车厢两侧没有窗，只是后车的车门上有扇小窗，而车后的踏板较宽，于是把死狗绑在车后的踏板上。那天开急救车的司机支持我，我们就这样干了。将患者送到了首都医科大学附属宣武医院，问题就来了：急诊室当然接诊被狗咬伤的孩子，但死狗怎么能放到急诊室呢？于是，就纷争起来了。医院门诊部值班的代同志来了，也说，从未处理过这种事，而我则坚持，我说是为了医院确诊才将死狗带来的。最后，人家让了我一步，把死狗留下。多年后，我还见到过门诊部那位老代，他也参加了中华医学会急诊医学分会。谈起此事，我们真有点津津乐道呢！当年也许是年轻吧！

三、 改进压式人工呼吸

当时，对于急救专著中对人工呼吸和打强心针的事不提，对"心脏按摩"更不提，所以上面讲的胸外挤压法也不再有下文了。因此，尽管"压式"的人工呼吸是《触电急救》的主角，而我对这个主角能否起到"复苏"作用，心中是打着问号的。

随着我的"质疑"与日俱增地转化成我的"忧虑"。我向谢荣教授、尚德延教授分别讲了我的由"忧虑"而演变成的"担心"。这种人工呼吸法到底有多少抢救成效呢？中国的书，都参照了欧美的教材、参考书，千篇一律地这样引用，老师们也"照本宣科"地教授着学生，而中国的医学生也毫无二致地应用这种方法于实践。但是，我很少查阅到此类方法成功复苏的病例报告。

那时，关于口对口吹气的方法，谢、尚教授也提及了，我们都认为这种口对口吹气的人工呼吸比压式的要好。但当时各国采用口对口吹气法还不很普遍，同时考虑到中国的国情，嘴对着嘴，总感到不合适。经向有关部门请示，他们也觉得缓一缓，待世界各国普遍实施后，我们可以来教学、普及这种方法。

我"处心积虑"、情不自禁地在"独辟蹊径"了。因为在我们选了几位群众演员，扮作农民，教授他们急救方法时，这种挤压的位置，他们常常不由自主地把双手不是放在背部的最下端/胸部最下端（即第12对肋骨处），而是往上放了。

他们这个似乎不大标准的动作，以及在我纠正其手的位置要往下放时，我的脑海中突然闪出了，就放在群众演员的"错误位置"上吧！这不正好压在肺的下1/3处吗？这不更好地能将肺内空气挤压出来吗？这不是比压在肺的最下端的局部更好吗？

于是，我想改变压在第 12 对肋骨处，提升到压在肺下的 1/3 处，相当于第 7～第 8 对肋骨处的想法很快形成了"决定"。我把这个想法，与谢荣、尚德延教授谈了几次，他们认为是可行的，在科学上无错误，操作上也无不当之处（并无其他易受伤害的重要脏器在此），可以改一下。教授们开玩笑地说道："你是科教影片的顾问、技术指导，大主意你拿吧。"然后，又很认真地讲："可以，我们不反对，改吧！"

我毫不犹豫地给群众演员们教授了这个方法。在摄影棚中拍摄的每一个过程我都在场指导，并且由于时间紧张，每次拍完后，不是当晚就是次日看样片，样片通过后就进入影片制作的下一步工作程序。因此，整部片子不到 3 个月就完成了。

审片很严格。除了水利电力部、卫生部等部门的领导，还请了相关部门的专家，当然有电影方面的专家。我们请了谢荣、尚德延，以及北京市一些医院的专家，他们都积极到场，热情支持中国第一部急救科教片。审查很快获得通过，由于农村急需这部影片，立即在全国发行。

《触电急救》在农村放映后反响很大，效果很好。在 20 世纪 60 年代，文化生活产品远不如时下这样琳琅满目。稍有情节，又能给予科技知识，更有实用价值的科教片大受欢迎。我记得水利电力部农电司的李总工程师等高兴地到我的单位，向我们领导、向我，表示了祝贺。而最令人兴奋激动的是，他们告诉我，不少地方的农村电工们，由于学会了急救方法，已经有成功救人的例子和正式的报告上报，其中以浙江省的奉化县（现为奉化区）、广东省的佛山地区佛山市、中山县（现为中山市）、新会县（现为新会区）、三水县（现为三水区）等最多。

第二节 《触电急救》科教影片获国家殊荣

一、 我国第一部急救科教影片获奖

1963年，国庆节过后不久，我接到了通知和邀请函，《触电急救》科教片与其他几部片子获得了由国家科学技术委员会、农业部、文化部、中国科学技术协会、中国电影家协会五单位联合颁发的"科教片为农业服务奖"。我个人不但有奖状，还受到中央领导同志的接见。

我激动的心情是可以想见的。是日，国务院副总理谭震林、国家科委副主任武衡等领导同志接见了我们。接见时，主持会议的领导提到了我，而且还特别说到我是获奖科技人员中最年轻的，希望我今后作出更大的成绩。

接见后，在北京饭店举行了晚宴。我与农业专家李墨林坐在一起。他是科教片黄瓜（我记不清确切的片名了）的顾问，当时大约五十来岁，中等略胖的身材，黝黑发光的面孔，老北京人的语音。他的身板、风格直透出庄稼汉的朴实。

他问我是哪来的，拍的是什么片子。我一一作了回答。他接着说："我是四季青公社的，种黄瓜的，咱俩都是北京市的单位。那些大科学家咱们不认识，我们也不用去敬酒什么的。你小老弟年轻又是大夫，我们交个朋友吧，有功夫到我们那儿，你想吃黄瓜，管够。"我连忙说道，北京市的黄瓜"顶花带刺"，我是最喜欢不过的。我说，尽管我老家江浙一带蔬菜品种很多也很好，但说起黄瓜，无法与北京市的相比。江浙的黄瓜矮矮胖胖的没有什么滋味。李墨林听了很是开心。

说真的，此后几十年，尽管世界各地都有黄瓜，我也算是走南闯北去了不少地方，但像北京市的黄瓜那样鲜嫩爽口，那样甘甜多汁，还真没有尝到过。我常对国内外朋友自豪地说，"北京黄瓜，无与伦比""我的农民朋友李墨林是黄瓜专家！"

荣誉，对我而言，实质是激励。在中国这样一个有着几千年封建社会历史和相应的文化习俗氛围的国度里，与年资等不相匹配的"荣誉"，往往是把"双刃剑"，我对此时时保持警觉。但我总是想多做点事，而且脑子里经常有一些想法。有时半夜里蹦出的一个主意，idea 吧，赶紧开灯，记下一两个关键词，免得次日早晨忘记了。这算是我的一个优点。我的美国同行也说我，"Dr. Li 是个出 idea 的人"。那天，在拿到奖状的同时，我心中感恩的是中国两位麻醉学专家谢荣、尚德延。我特别感恩与傅连暲部长的"知遇"。

并不理想但略作革新的人工呼吸的《触电急救》影片的影响日渐扩大，我颇感欣慰。随着 1966 年"文化大革命"的开始，一切皆陷入混乱之中，本来准备做个科研课题等设想也不了了之了。但是，几年后我的工作却更忙了。

二、与猝死相关的触电、溺水两大意外事故

那些年，触电事故（包括夏天的雷击）时有发生。触电、雷击迅速致死，死亡率极高，一年下来，这样的病例及我们小组直接抢救的已有三四十例。由于当时心电图仪还是很贵重的医疗仪器，北京急救站尚无一台，所以在现场无法取得关于电击对心脏的伤害的科学证据。

我查阅所能看到的书刊，触电致死的原因有两个，一是电流麻痹呼吸中枢，使呼吸停止；二是电流尤其常用的低压电流（220伏特）危害心脏传导系统，致使发生心室纤维性颤动，即心室纤颤。心室纤颤是一种致命性的心律失常，一旦发生，心肌即处于杂乱无章的快速而无节奏的跳动，很快导致心脏完全停搏。

但是，为什么有些轻的触电患者，几乎毛发无损地健在呢？他的心脏为什么没有发生心室纤颤呢？我查了不少生理学、医学书刊也未能找到答案。

各种文献，从不同方面都显示了这样一个结论，最易引发心室纤颤的"前奏"是心室性的频繁的期前收缩，也就是通常所说的"早搏"（或称"早跳"）。

如果以每分钟心跳60次为例，每秒钟跳动一次，但是某一次却"提前"跳动了，而在这次"提前"跳动后的下次跳动，又相应地延迟出现了。这种情况，人通常会感觉到。文献表明，频繁的"期前收缩"（发生每两次心跳出现一次期前收缩，称之为"二联律"；每三次心跳出现一次期前收缩，称之为"三联律"），这是十分危险的讯号，持续频繁下去，就有可能发展至心室纤颤。

所以，在没有心电图仪的帮助下，只能利用听诊器认真细致并较长时间地听取心音，同时用手摸腕动脉的脉搏，看看能否有所发现。果然不出所料，很快，在患者无不良主诉情况下，我听诊发现了"期前收缩"，而且摸脉的同时也得到了印证。也就是说，在听诊上有"提前"及随后的"缺脉"，在脉搏上得到同样的证明。

我欣喜得到了这个发现，并且记录在外出抢救的病历上。后来在不过半年多的时间里，我记录了此类情况下5个病例中4例有"期前收缩"。

这说明，触电对心脏传导系统的损伤确实普遍存在，严重者致心室纤颤造成猝死，轻者则可引起室性期前收缩。

随后不久，我遇到了在北京市朝阳区（当时属于郊区）一个贮藏白薯地窖中毒死亡的事例。一个小孩下窖取薯，晕于窖内，接连三人先后下窖去救也晕倒在下面。北京市急救站接到呼救电话后，我们立即赶到东郊。由于当时没有防毒面具，我们只好在窖旁做好抢救准备，将氧气袋、强心剂等一应药械放于窖口。当用绳索将四人吊上来后发现，下去救孩子的三人因缺氧严重，时间较久，呼吸和心跳已经停止。那个下窖取薯的孩子，经我们在现场用人工呼吸、吸氧，注射了呼吸兴奋剂可拉明等很快恢复。

这些意外事故、现场抢救，以及接连不断的急救生涯，给了我震撼，更使我经常思考：急救，院外急救；现场，事发现场，这是医学救援的一个新的领域、一个尚未开垦的广阔的领域，一个救死扶伤真正体现"时间就是生命"的战场。我虽然是一个年轻的医生，但我已是这个站在危重急症与意外伤害现场最前哨的战士。

把这些资料记载下来，将自己的见解供同道讨论，也许还会引起更多医生的兴趣和探求。于是，我很快地写了两篇文章，是关于触电后心脏传导系统受害状况的报告和白薯地窖致死的分析报告，并投给了《中级医刊》（即现在的《中国医刊》）。不到三个月的时间，居然两篇文章（好像在同一期）都刊发了。

读者可以想见，一个年轻的医生，第一次给全国性的专业医学杂志投稿被很快发表带来的喜悦。更使我意外的是，不久，我接到了中国科学院情报研究所的公函，通知我发表在《中级医刊》的文章，被推选作当年中苏两国学术交流医学领域里的重要著述，对我表示祝贺。

1966年7月16日，毛主席在武汉畅游长江的报道，一下子令全国普遍开展起江河湖海的游泳活动。开展群众性游泳是件好事，但稍有不慎就会有人"溺水"。我们经常接到溺水事故的急救请求。

于是，我们向北京市卫生局领导提出了加强游泳场所的安全、做好溺水急救等业务的建议。

对此，我是十分积极的。因为淹溺与触电，同属于复苏领域里的两项"重头戏"。现在暂时放下触电急救的研究探讨，我全神贯注地投入研究溺水了。

我找到当时北京市卫生局主管医疗业务的谭副局长，说了想法。他是从部队转业到地方的，是湘雅医学院毕业后从军的。他大为支持，说：现在什刹海、玉渊潭等处为群众开放游泳活动，出于安全考虑，卫生局也打算在每个游泳场建立急救站，正想要研究这个问题，你们提的建议很好。卫生局医政科长也很高兴，"局里人手少，宗浩你来做这件事吧。你就两边跑"。

之后，北京市建立了5处泳场临时急救站。由于什刹海和玉渊潭游泳场较大，接待游泳人数多，前者由鼓楼医院负责，后者由永定路医院负责。我们商定，每个临时急救站有1名医生、2名护士值班，除了急救药品、氧气袋，还要求配备麻醉喉镜、气管插管、手捏皮球式的呼吸器等装备。医生、护士必须学会气管插管。

淹溺的急救比触电相对难多了。水、杂草、淤泥、呕吐物都会将气道堵塞，如不处理，人工呼吸效果极差，所以气管插管是个急救的基本功。当时一般的医生、护士都不会插管，我这方面技术也不是很熟练。虽然此前我还到位于阜成门里的北京大学人民医院麻醉科跟随谢柏樟主任进修了半年，但平时气管插管的机会不多。幸而，我当年工作的复兴医院给了很大的支持，可以随时到太平间在尸体上练习插管。我一直认为，一个人若想在专业上有发言权，一定要精通业务，并且不断地学习。经过反复练习，我的插管技术还是不错的。

应该说，经过一段时间的实践，我对淹溺复苏的认识有了一些进展。我还找到了一些国外文献，如1971年美国麦德林（J H Medell）的文章，题目是《淹溺与接近淹溺的病理生理和活动》。该文具有综述性质，知识面较宽，内容丰富，尤其对于吸入性、非吸入性的淹溺，血液中氧、二氧化碳分压等都有科学的数据。我们常常看到不少溺水者，是由于喝了大量的水而致死的，其实就是通过呼吸道吸入了大量的水而致死，所以抢救的第一关是要"控水"。

所谓"控水"，就是把肚子里的水倒出来，实际上是把呼吸道、肺中的水倒出来。但还有一种少见的淹溺，是非吸入性的，是喉头痉挛等原因导致呼吸道关闭而缺氧。使我更为兴奋的是，该文及后来读的一些文章介绍了海水淹溺与淡水淹溺的不同之处。

在抢救方法上，我又学到了一些"土办法"，如在我国南方的农村，往往把淹溺者横放在牛背上，驱赶牛跑，随着牛背颠动，对溺水者既起到了"控水"作用又达到了人工呼吸、心脏挤压的目的。

繁重的工作使我感到愉快，一些新的急救课题促使我更不懈地努力。我不断地给自己"加码"，我一直没有忘记傅连暲部长对我那本科普小书和急救复苏影片的期望，为我举行急救拜师会前后的教导，铭记着要我写出一本中国的急救专著的嘱托。

第三节　1975版《实用急救学》里的复苏方法

一、编写一本中国的急救专著

"文化大革命"中后期，我除了看书，还较系统地阅读了前些年积累的有关急救学术著作的文献卡片，尤其是把《中华医学杂志》《中华内科杂志》中有关急救复苏、中毒方面审读过并且后来发表的文章做了整理，积累了一些资料。时任《中华内科杂志》编辑的张本，对我这个习惯很是肯定。当然，我更是得到了他的帮助。他是一位出色的资深编辑，我不仅在专业上，而且在文字编写等方面从他那里学到了很多。

在审稿过程中，除了麻醉复苏专家，还与北京大学附属医院神经科的陈文俊教授有了交往。在解决复苏后的一系列问题上，他和他的同事们都成了我的老师。在急性中毒上（也是常导致猝死的意外伤害），我与北京医学院职业病领域的王世俊教授交往较多。我们都是杂志审读小组的。他知识渊博，学问很大，是一位谦谦君子。北京儿童医院杨士元主任不仅在血液病的临床治疗上经验丰富，对急性中毒更具专长，我们之前一起到北京远郊区抢救食物中毒的儿童，已有很好的合作，此后更建立了密切的学术联系。杨士元主任成为我"中毒"急救方面的导师，并成了好友。

正如傅连暲部长所教导的，"急救"是一门即将建立的新的学科，它涉及范围很广，而专业特性要求也很明确。中国需要一本急救方面的著作。为此，我悄悄地定下了"著书立说"的目标。到了20世纪60年代末，确切地说，从1969年开始我就立了个书名——《实用急救学》。我也够大胆的，称之为"急救学"。

那时，国内还没有一本急救学，再加上急救的工作性质是紧密联系实际，不能空讲理论，紧急用时能给医生具体的帮助。从1969年初开始，由于积累了一些资料，以及众多的专家的帮助指导，用了5年时间，完成了30多万字的初稿。

我想，这是我国第一本立足于现场的急救医学的专著。写作时，踌躇满志；当书稿即将完成时，心中竟有点忐忑不安了。亲爱的读者，你们知道我为什么刚写作时那样意气风发此刻却又……现在中年以上的读者会了解，在那个年代，这本书能出版吗？

同时，我还有一个担心，毕竟是一本"急救学"，这些内容够"学"这个层次吗？出版社能否接受这本急救学的科学水平？凡此种种，这些问题困扰着我，但我是幸运的。在专业学术方面，几乎所有的审读专家都给了我很大的支持，无论从条目到内容，都帮我反复修改、给我鼓励，都说"支持你出这本书，我们国家太需要了"。从领导层面，我们单位及上级单位北京市卫生局领导也很支持，基本上是"一路畅通"。

那么，出版社呢？我国医药卫生领域的出版社是人民卫生出版社，我与他们一经联系，立即得到了肯定的答复。大意是经研究本社同意出版《实用急救学》，但有一个问题需要商榷，即署名最好不用您个人的名义，而用"实用急救学编写组"编。他们这个意见或建议显然基于当时的形势。

我非常明确地告知出版社，作者著书立说，署名，不能仅仅理解为是个人出名，更是要对这本书负责，尤其是一本急救书，讲授的各种急救方法如果不正确，用药的剂量有差错，谁来承担责任呢？人民卫生出版社的领导和责任编辑当然比我更清楚，也很同意我的意见，何况该社以前曾出过我的中毒专著。出版那本书时我更是一位年轻的名不见经传的小大夫。

在"文化大革命"后期，人民卫生出版社刚出了本《赤脚医生杂志》，我被聘为编委，而且专门负责急救栏目，我也很卖力气。很快，出版社同意了我的意见，可以署我的名字。

该书首次就印了20万册！我也丝毫没有一点不愉快的是出版社告诉我，现在出书均不付稿费，请你原谅。就这样，我心中依旧无限欣喜！

当我高兴地看到了当时印制质量比较考究的《实用急救学》，又有塑封，上写李宗浩编，人民卫生出版社，1975年9月第1版、第1次印刷，印数量200400册时，我真的是热泪盈眶了！

二、《实用急救学》发挥了"实用""急救"

我之所以如此激动地捧着这本《实用急救学》，是因为没有辜负傅连暲医生等前辈的重托——写一本中国的急救学，把中国的急救医学事业创建起来。

我这个人是重情义的。现在写的这本《实用急救学》，是对他的缅怀、对他的告慰。

这本书，同样也是我对复苏领域的前辈专家学者、同事、朋友们的一份敬意，也是一份工作与学术的汇报。全国有多少个急救站呀，有多少所医院的急诊室呀。那时医院还没有成型的急诊科，急诊室不大受重视的，医生们也多把它当作临时任务在那里干几个月，轮转后就可以走了。

《实用急救学》出版后，出版社只给了几本样书，显然远远不够用。我要送给为这本书辛勤付出的专家们，我也要送给我的同行呀，他们或帮我修改，或誊抄，或帮我来回奔波。书的定价是 0.98 元，我陆续买了近百本，那时工资也不高，近一块钱一本的书，近 100 元也不算小钱了，但心中的喜悦、事业的成就感，是这些钱无法比的。而使我感到十分慰藉的事情，是此书出版一年之后发挥了它的作用。

1976 年 7 月 28 日，河北省唐山市发生了强烈的地震。这天凌晨，我正在北京急救站值班。很快，我被调到当时由中共中央、国务院、中央军委、北京市革命委员会组成的指挥部工作。我的直接领导是时任卫生部副部长的张志强和计划生育司司长栗秀真。我的急救技能在此重大地震灾害事故上发挥了作用。当时，有不少人想要这本书，他们认为这本书对地震抢救有很好的参考作用。我便把过去买的书统统送给了同行，自己仅留下了两本样书。

由于我要求做实际工作，不想在指挥部只管写文件、报告，于是指挥部让我出来负责做"检伤分类"及处理危重伤患者，这使我有机会面对大量的伤病员。

唐山地震 20 年后，1996 年 7 月，也就是改革开放早期吧，我到深圳"特区"去参加一个会议。学术报告刚结束，深圳机场急救中心的李主任到了我面前，他热情地与我握了握手作自我介绍。他说他是北方人，叫李卯，来深圳工作，听说我今天到这里来作报告，十分激动，一定要来听报告，见见我。

李卯说，唐山地震时，他就在那里做抢救工作，但是他们找不到实用的急救医学参考书，正好，他此前买了两本我写的《实用急救学》，地震时被埋在废墟下。他挖出了这两本书，对他们抢救工作非常实用，很有指导意义。这两本书他后来一直放在身边，从北方带到南方，所以听说我来深圳了，他将其中一本送给我，留作纪念……

  我紧紧地握着他的手，感动得不知说什么好，只是紧紧地握手。如果一个人的知识，能够在"救人一命"的紧要关头发挥了作用，这不是"知识就是力量"的最好的诠释吗？我十分珍惜他这位急救同行的这份情谊，他的这本书我也一直珍藏着。我在次日即在他送给我的书的扉页上他写的字旁边写了几个字，时时在鞭策我的写作和审稿。又有一次我在武警总医院早餐时，坐我旁边的吕主任对我说要送我一本书："那是您写的《实用急救学》，当时我在沈阳军医总医院急诊科工作，这本书挺好，知道您来我们医院了，书已准备好，一会儿我到您办公室给您送过去。"

  科学工作者、急救医生们，我们包括著作在内的所有医疗行为，都是人命关天！要严肃，要认真。"人民至上""生命至上"呀！

第三章 Chapter 3

鲜为人知的猴犬复苏心室纤颤研究

第一节　国家研制触电保安器需要心室纤颤数据

一、农电大发展带来的安全问题

我们是农业大国。在20世纪70年代中期，农村已经开始普遍使用电力了。电对于改变农村贫穷的生活和落后的生产力，起到了巨大的作用。但是，农村电力的发展和安全用电的普及未能很好地"匹配"，农电事故和触电急救引起了有关方面的关注。我国主管农村电力的部门是水利电力部农电司。这是个很负责任的部门，即使在那个年代，他们也一直忠于自己的工作职守。在我的笔记中，自从拍摄《触电急救》科教片后，经常将农电司的相关信息记录下来，并与他们保持着工作上的联系。

在采取加强安全用电、预防触电，以及现场开展触电急救等措施中，有一项是研究触电保安器。也就是说，在通电路线中的某一处装上这个仪器，一旦发生"漏电"等不安全情况，触电保安器立即"行动"，瞬间切断电流，使触电人（或牲畜）可以"脱离电源"，解除危难。

触电保安器显然是个极好的仪器，但研制时必须有一个"动作电流"数据。换言之，一旦达到这个数据，动作电流就能使触电保安器"动作"，切断电流。这就是我们通常所见和所说的"跳闸"。

那么，这个"动作电流"的数据是多少呢？如果定的动作电流标准过大，达到造成人体心室纤颤的电流再跳闸、断电，生命则岌岌可危，甚至触电致死，这个跳闸→断电就毫无意义。如果动作电流标准定得太低，比如我们的手一触摸到漏电的电器，马上就能甩开时的电流也跳闸，设这个"摆脱电流数据"就没有什么意义了。因为人能自己摆脱，何必还要触电保安器"做工"来断电，"多此一举"？而且，这种过低的漏电就会造成断电从而使触电保安器不停地工作、频繁地停电，不是严重地影响生产、干扰正常的生活用电了吗？所以，从科学的角度而言，需要一个小于发生心室纤颤的电流，又大于人体自己能够摆脱电流的数据，这样才是能安全地发挥正常作用的"触电保安器"。

欧美国家有自己的动作电流数据，而在中国，适合国人的这个数据呢？没有。这个"空白"如何填补？即使在那个特定的年代，水利电力部农电司、科教司的同志商量，我国应该尽快设立研究课题，需要电力与医疗部门联合组成一个科技攻关小组来进行工作。

我因为与水利电力部的有关部门一直保持着联系，热衷复苏，于是请我来做这项研究的医务领域的组长，而且在调研和实验结束后，还要拍摄一部高水平且实用的触电急救的科教片，将科研成果以科教影片的方式普及于世，填补我国急救复苏领域科学实践和生产实践的空白。这很令人鼓舞，也是我"求之不得"的！且不要说是在"文化大革命"时期，即使在平时，哪个部门哪个单位，能够花这么大的心血来做这样的事情。

少年时代的"离体蛙心"实验似烙印般地刻在我心中，让我深知科学研究乃是人类前进的重要步伐；我也懂得研究成果转化的普及，即"科普"于公众，越是普及得好，受众广泛，放出的能量就越巨大。研究成果如果不普及不转化，束之高阁，就会失去其意义，是极大的浪费。

如今，我在整理笔记时，想起了中共中央总书记、国家主席习近平2016年5月30日，在全国科技创新大会、两院院士大会、中国科协第九次全国代表大会上的讲话："科技创新、科学普及是实现创新发展的两翼，要把科学普及放在与科技创新同等重要的位置。"

当时，我参加了会议，是在人民大会堂聆听到的。读者可以想象，在1975年"文化大革命"尚未结束的年代里，水利电力部就如此关注此事，如此重视，为尽量减少触电造成人员伤亡而采取了措施，我真是由衷地敬佩当时水利电力部的领导者。我每每提到此事，有的人还真有点不大相信，幸而我还保留了一份文件。真希望在今天这样好的时代氛围下，继续来作这项科学研究，因为严重的心脏猝死一直在向我们挑战。

二、 1975年水电部为拍摄急救科教影片的函件

我之所以在本书专门将水利电力部关于拍摄《触电急救》影片的这份文件刊登于此，是因为一些不了解中国急救史的人，总认为我国急救医学处处远远落后于欧美国家，个别人甚至认为我国从未做过心室纤颤实验，更不可能是在"文化大革命"期间。这真是使我十分伤心。一些欧美著名的急救医学专家，如沙法、勃格拉等都知道一些这方面的情况而且很感兴趣并有敬意。为此，我将这个45年前的文件录于此供读者参阅。

水利电力部政治部
关于邀请李宗浩同志参加拍摄"触电急救"科教影片的函
（75）政字第22号

北京市革委会文卫组：

无产阶级文化大革命以来，我国农村电力发展迅速，农村用电已达

到四亿人，用电人多、面广，人触电事故较严重。近几年来，各地加强了安全用电管理，宣传安全用电知识，取得了很大的成绩，但触电致死的事故仍在不断发生。特别是触电后，由于缺乏急救常识，使一些本来可以救活的也成了死亡。

为了使触电假死的人及时得到抢救，大力宣传触电急救知识，正确掌握操作方法，发动群众进行触电现场急救，这是一个很重要的措施。为此经我部申请，中国科学院、文化部批准，决定由此京科教电影制片厂拍摄"触电急救"方法，向群众进行宣传。为了能拍摄这部影片，特函邀请你市急救站李宗浩同志编写剧本和技术指导，请予支持。

该影片决定在北京拍摄，在拍摄过程中，遇到的其他有关问题也请大力协助。

一九七五年八月十五日

抄送：北京科教电影制片厂

第二节　广东省中山县石歧镇的动物实验

一、从六省二市的调研进入了动物实验

农村触电急救的调研和拍摄触电急救的影片同步进行，自然我是"主角"之一了。我十分兴奋地参加了这项工作。要知道，心肺复苏的实验和实践，对触电导致的心脏、呼吸骤停的急救是一项最实际的研究。

我们先是在六省二市进行触电急救的调查研究。"二市"当然选择了北京市和上海市。值得一提的是，上海市有个有利条件，因为有上海电力医院。它隶属于水利电力部，不但对这项工作格外重视，而且有不少关于触电存活者的临床观察记录，以及平时对此类资料的收集和整理。

我们的调研等工作大多在该医院进行。医院的顾主任是一位很有学问的专家，无论从年龄还是资历上都是我的老师辈。调研工作使我有一个直接向他学习的好机会（多年后因工作关系我们还见了面，彼此十分愉快地回忆了那段历史）。他给了我很大的帮助。我们就研制触电保安器如何取得国人的动作电流数据进行了实质性的深入讨论。至于到底用什么动物作为研究对象？大家的意见是经过农村触电事故现场调研后，再来决定。

1975年夏天，我们开始了对六省的调研，重点在浙江省、湖南省和广东省。浙江省奉化县在触电急救上做得有声有色，口对口吹气、心脏挤压实施都做得很到位，普及得十分广泛，所以触电发生后及时进行心肺复苏，成功率较高。湖南省的酃县（今为炎陵县）也是这样。广东省更因农电发展十分迅速，应用普遍，我们几乎走遍了珠江三角洲的中山（今为中山市）、新会、三水、斗门（现为斗门区）等十几个县。

从1975年夏末开始，我们在广东省中山县的县城所在地石岐镇，开始了触电保安器、心肺复苏、心室纤颤动作电流的研究。之所以选择广东省佛山地区的中山县来开展这项研究，源于广东省电力局、佛山地区电力局及中山县供电局等一条垂直的电力部门的领导都很重视，主管农村安全的同志们十分热情，这是多么难得、可贵呀！大家都是真心实意地要把这件事情做起来、做成功，而且中山县人民医院的院长和急诊科主任对我说，李大夫你放心，我们一起来做这件大家都没有做过的事情！

这个实验，对于我来说也极具挑战的。因为心室纤颤在医学上被称为"死亡之前奏""死亡的钟声"。电击除颤对心室纤颤（室颤）的效果是毋庸置疑的，但合适的病例，尤其是合适的时间却十分难求。在国外，电击除颤在临床上虽已开始使用，但在国内极为罕见，仅北京市和上海市的大医院里有这种设备，在临床上应用很少。

现在，天赐良机，给我这么一个国内没人做过的研究，而且基本条件又这么好，电力部门还能提供最重要、最基本的多项保障，我上哪儿去找呀！用现在时髦的话说，"你就偷着乐吧！"但同时，我深知自己肩负重任，可谓是"众目所望"。

我作了两个准备，一是尽量多地阅读有关文献资料；二是请我国麻醉学、内科学前辈指导。谢荣、尚德延这两位麻醉学专家自不用说，因为还涉及包括审读心电图和药物除颤等复苏系列问题，我请了北京医院内科主任陶桓乐、钱贻简教授帮助，他们都欣然答应。

由于实验是在千里之外的广东省进行，所以一些数据、心电图资料的传输不像现在这样方便，需要通过邮政部门寄给身在北京市的他们予以鉴别。原本想请上海电力医院顾主任亲赴广东省的，但他工作离不开，医院推荐了一位年轻的医生与我一起工作。这样，加上广东省中山县人民医院急诊科的主任、医生们，我们成立了医学小组。

这项研究是从关于电击伤致心跳骤停时能否应用肾上腺素的两种截然不同的意见开始的。

这个问题也是困扰当时医疗、电力部门的实际难题。电力部门的指导口径是，触电现场急救不准打"强心针"，即不能使用"心脏兴奋剂"肾上腺素，而且还印发了文件，严禁使用。卫生行政部门对此并无禁令，没有说触电后不能使用肾上腺素，但是医生由于用了"强心剂"（肾上腺素）而引起纠纷的事儿却屡屡发生。

卫生部的主管部门医政司，也拿不出判断"是与非"的科学证据。现在由水利电力部来作研究，用科学实验来决定能不能用，岂不最好？！

二、成立了"水利电力部人体安全电流科技攻关小组"

我们的科研小组冠名以"水利电力部人体安全电流科技攻关小组"，在广东省中山县供电局内开始了一系列的准备。猴子、狗的来源与饲养，以及电击实验所需器材均由供电局负责；医疗仪器、抢救药品等由广东省中山县人民医院提供。

在多次大量的实验中，科研小组获得了丰富的第一手资料。我们对这些数据和资料进行了整理、总结。在这本书中，我十分愿意重新提及。实验情况如下。

1. 实验目的

对实验动物经过电击后（触电后）现场常用的抢救方法进行单一、组合、综合的比较。大致程序为：①不作任何抢救措施，观察触电所致动物严重的心律失常（室性心动过速、心室纤颤）的自然发展过程；②观察动物出现循环骤停时用心脏挤压和人工呼吸的抢救效果；③探讨肾上腺素等心脏兴奋剂心内注射对动物的作用，观察普鲁卡因和利多卡因心内注射对动物的心室纤颤的除颤效果；④观察动物发生心室纤颤时，用电击除颤的除颤效果。

2. 实验方法

为了使动物能按要求发生心室纤颤，同时为有效地比较复苏效果，故所有动物均采用电击致心室纤颤及心跳骤停。

完成动物实验共47例。其中，狗为39例，体重为3.5～16.25千克，平均9.8千克。采用右前肢及左下肢接触电流，电压为39～238伏特，电流为34～294毫安，通电时间为0.46～120秒，脱离电流后，即刻用听诊器、心电图机和心电示波器判定动物心跳、心电图波变化情况。动物实验分五组进行。

3. 实验结果：可想而知，我们获得了第一手资料，而且异常丰富。

第三节　惊喜发现：野生猴子的心脏更坚强

一、中山县的猴犬猝死复苏实验与发现

我们将猴子、狗进行了分类分组编号，采用电击，也就是使其触电造成心跳、呼吸骤停后，再进行抢救，即心肺复苏。看起来，这是很专业的，有助于医护人员学习使用，但对我们的广大读者，对心肺复苏医学有兴趣的，以及作急救志愿者的人群而言，也是急需"科学普及"的内容。

1. 心脏挤压与人工呼吸在心跳骤停复苏中的作用

虽然关于心脏挤压与人工呼吸在电击和心脏性猝死等病例中的重要作用是众所周知的，但对这两项"救命措施"的评价，国内当时尚无较丰富的动物实验资料予以论证。

实验证明了在心跳骤停后，要建立有效的循环，使氧合血较充分地灌注主要脏器，恢复心脏、呼吸活动，心脏挤压与人工呼吸的实施是现场急救必不可少的措施。否则，生命的挽回便无从谈起。该研究第二组实验结果表明，第2、第3、第5、第6号猴都是在心脏停搏或心搏无力

的情况下，用胸外心脏挤压及人工呼吸而复苏。其中，第3号猴是在电击3分钟后才开始抢救的。也就是说，循环停止3分钟后才采取措施，亦能恢复自主心律和呼吸。

但是，在采取胸外心脏挤压和人工呼吸时，并不是说要排除其他抢救措施。为了保证充分的氧气供应，在条件许可时，仍要采取早期气管内插管加压人工呼吸。在抢救过程中，要求操作人员口对口吹气时，动作要准确，效果要可靠，确保通气并达到一定的吹气力量。如果经过积极的胸外心脏挤压，心跳仍未恢复，就有必要采用药物或电除颤等综合措施。

2. 对肾上腺素的作用的认识

从第二组实验结果来看，动物处于心律失常或听诊尚可闻及心音时，用肾上腺素心内注射后，促使心律失常程度加剧，如第四组1、2、32号狗。而且反复应用或加大用量时，恶果更著，如第4号猴电击后，听诊尚闻微弱心音，心内注射肾上腺素1毫克后，心电图立即转为心室纤颤性颤动。以后5分钟内又继续心内注射肾上腺素2毫克、4毫克各一次。结果，心电图波消失，猴子死亡。

近年来各地屡有报道，应用肾上腺素使复苏成功者（包括电击原因），认为这是由于药物有增强心肌张力和兴奋性、有刺激心脏起搏点和扩张冠状血管的作用，为心脏复跳创造了必要条件。我们的研究较早地证实了肾上腺素对心脏复跳的药理作用。如第三组33号狗，电击后心脏停搏，注射肾上腺素或"三联针"后，心跳恢复，动物存活。又如第四组第34、第35号狗，电击后发生室颤，用利多卡因除颤，在除颤期间，心脏停搏，又用肾上腺素注射使心脏复跳。因此，可以认为，在目前的心脏兴奋剂中，肾上腺素是一种作用较强的心脏复苏药，即使对既往认为因电击而致心脏骤停不能用肾上腺素的，本研究表明，该药仍有较好的复苏作用。

用肾上腺素恰当与否的关键，实验表明主要根据动物心跳是否已确实停止。如尚有微弱可闻的心跳，或处于心律失常的情况下（关于心室纤颤以下再予论述），不能应用肾上腺素，尤其对电击引起者严格列为禁忌；但当心跳确已停止，应用该药作为心脏挤压与人工呼吸的辅助，则是一项重要的配合措施。

3. 心室纤颤的处理

心室纤颤的处理在研究中是一个重要的课题，因为动物都用电击，从电击对动物和人体致死的主要原因分析，也系心室纤颤。但在大量的实践中，我们认识到无论是心脏性猝死或其他原因的猝死中，心室纤颤也是主要的死因。因此，研究心室纤颤的处理，在包括电击、心脏性猝死中是具有共性的课题。

我们研究的各组病例表明，心室纤颤如不及时抢救处理，心脏很快陷入停搏，动物死亡。胸外心脏挤压和人工呼吸，虽暂时可以维持有效血液循环并使室颤持久一些，但仍不能转复为窦性心律，绝大部分动物仍不免死亡（第二组第15～第21号狗）。如果没有电除颤器等装备，以肾上腺素心内注射，虽可使一部分室颤由细颤变为粗颤，但始终未见能促使心脏复跳的作用（第四组第4～第9号狗）。心室纤颤不解除，心脏难以复跳。因此，千方百计"除颤"是复苏成功关键所在。

电除颤的使用，在除颤效果上已被肯定。我们研究的第五组第27～第31号狗的复苏证明了此点。但是，作为现场的复苏措施，除颤器却不易普及，因此不便应用。所以，我们拟从药物方面来考虑现场的除颤。第四组实验中，曾以11例狗做药物除颤实验。其中，9例用普鲁卡因心内注射，仅1例成功（第四组第38号狗）；2例用利多卡因心内注射，除颤均获成功（第四组第34、第35号狗）。

现在无论从药理、临床资料，还是实验中，看到利多卡因的除颤效果明显优于普鲁卡因。两者都是抑制心肌兴奋的药物，只有掌握好剂量才能使除颤成功。剂量太小，难以奏放；剂量太大，则致心脏停搏。第35号狗重7千克，注射利多卡因一次量100毫克，则出现心跳停跳，但及时地使用了"新三联"针心内注射而使心脏复跳，恢复窦性心律。我们在一些开胸进行胸内挤压的患者身上，见到心室纤颤难以除颤时，采用使心脏停搏，然后再行复跳，有时反而效果较好。

在研究的第四组中，第34、第35号狗均于心室纤颤期间便用利多卡因注射发生心脏停搏，然后继续胸外心脏挤压及人工呼吸的同时，用"新三联"针心内注射而使心跳、呼吸恢复。这项研究由于动物例数较少，不能充分说明问题。今后，对顽固心室纤颤，首先用药物使心脏停搏，再用药物使心脏复跳（当然要在同时采取心脏挤压、人工呼吸）的实验，是值得进一步探讨的。当然，由于心跳骤停后，体内因缺氧、酸中毒形成，如不及时给以碱性药物，则心室纤颤不仅易发生，而且即使除颤，又易重复出现室颤。

由于心室纤颤在心脏复苏中占重要地位，尤其发生在患者家中，运送途中或其他医院外的场合，对心室纤颤的除颤就显得更加重要，这种危急时刻药物除颤会更方便，所以我们应该对药物除颤进行专题研究。

二、药物除颤的研究

直流电除颤器的使用日益广泛，发挥了显著的除颤作用。但是，药物除颤仍为急救医学界所关注。因为在急救包中，除颤药物的使用、携带方便。多一种抢救方法，何尝不好呢？药物除颤曾一度为抢救人员所忽视，这不仅是因为除颤器的推广使用，也因为药物除颤的效果不确定。确切地说，在抢救工作中，使用什么样的除颤药物，应用多大剂量，难以选择和掌握。

我们又进行了研究并初步取得了有益的成果，分别叙述如下。

1. 实验方法

先后3次共用实验狗16例。这些狗，均由农村收购而来，体健、活泼，既往未进行过包括药物试验在内的其他研究。在本研究中，仅做过电击致室颤的实验。

实验狗体重为4.25～12.25千克，雌雄兼有。电击致颤前测体温、呼吸及心率，观察瞳孔大小，记录心电图。实验狗中，有14例用氯氨酮静脉麻醉，切开股静脉，建立给药途径。气管插管人工呼吸，随后剖开胸腔，暴露心脏，以便随时进行胸内心脏挤压，维持有效的血液循环。其余2例不开胸，发生室颤时，临时气管插管做人工呼吸，进行胸外心脏挤压。

实验狗均采取右前肢及左后肢接触电流。电压为100～150伏特，电流为62～182.5毫安，通电时间为0.37～182.5秒。通电的同时把听诊器放在狗的胸前听心音变化，或直接观察心动情况。当发觉心音消失或肉眼见到心室纤颤状态时，立即解脱电源，接上心电图肢体导联线。如证实已发生心室纤颤，除了及时进行持续人工呼吸及胸外或胸内心脏挤压，还将狗分两组，用普鲁卡因及利多卡因作心内注射，进行观察。

第一组（普鲁卡因组）：狗5例。普鲁卡因注射液一次用量5～9毫克/千克体重心内注射，必要时隔2～5分钟重复给药，最多5次，总量达250～1160毫克。

第二组（利多卡因组）：狗11例。利多卡因注射液一次用量为1~50毫克/千克体重心内注射，密切观察心电图变化。必要时，隔2~5分钟重复给药，最多5次，总药量达100~1025毫克。

两组实验狗电击发生心室纤颤时，给予5%碳酸氢钠静脉注射，以纠正心室纤颤造成循环停止和组织缺氧所造成的代谢性酸中毒。在药物除颤期间，如再发生心动过缓或心搏停止等情况时，分别给予肾上腺素、异丙肾上腺素、阿托品或以上药物联合作心内注射。所有实验狗在心室纤颤未转复有效的窦性心律之前，坚持实行人工呼吸及胸外或胸内心脏挤压，以维持有效的血液循环和呼吸。

2. 观察结果

对实验狗采用有效的电击致颤方法，经心电图检查，均证实为心室纤颤心电图波形，同时均处于昏迷、呼吸停止、瞳孔散大等急性循环骤停、大脑缺氧等征候出现。

3. 结果

利多卡因本是一种局部麻醉剂，现主要用作抗心律失常药，它对心室自律性有抑制作用，也能缩短不应期。由于它是一种降低心脏兴奋性的药物，可使心肌发生纤颤的阈值升高。此外，更能使血压降低，心肌收缩力降低。近年来，从临床实践中认识到，利多卡因是一种治疗、预防室性心律失常转为安全而有效的药物，在对心室纤颤的治疗上也有较好的功效。

也有人认为普鲁卡因在除颤上有一定疗效，并认为药物作用消失较快，除颤后影响心律及血压者不多见，因而主张使用。但近年来，临床实践表明其除颤效果不著。我们的研究表明，普鲁卡因除颤效果远不如利多卡因。在两个实验组中，利多卡因组11例室颤的狗，转复为窦性心律者9例，转复率占80.1%；普鲁卡因组5例，转复为窦性心律者仅1例，转复率为20%。

应当说明的是，在利多卡因组中，2例除颤失败的第6号、第7号狗，究其原因是事先未开胸，狗在发生室颤后，采用胸外心脏挤压及气管插管人工呼吸。由于狗的胸廓尖而狭窄，胸骨狭小，心脏在胸腔内移动度大，胸外心脏挤压操作困难，胸骨不易压迫心脏，不能较好地起到维持血液循环的作用，从而导致使用除颤药物也难以发挥其应有的作用。当后来我们采取了开胸后作胸内心脏挤压，和直接作心内注射利多卡因后，除颤效果十分明显。

利多卡因的剂量是十分重要的。根据研究以及我们在其他城市做过的类似实验表明，及早给予一定剂量的利多卡因，除颤的效果是可靠的。多大剂量合适呢？在本研究中经过多次探索，在4.25～12.25千克的狗中，一次剂量为50～150毫克（约2～6毫克/千克），但亦有个别狗须用较大剂量，如第12号、第13号狗，一次用量400毫克才能转复为窦性心律。

有的学者报道过，利多卡因用量大，可引起心脏停搏。这也是用此药的"后顾之忧"。本研究有3例（第8号、第15号、第16号狗）用利多卡因心内注射期间，一度出现心脏停搏。但我们观察到发生停搏与利多卡因的用量大小并不是平行的。其中，发生心脏停搏的第3号狗，所用利多卡因剂量为100～150毫克。除颤期间出现停搏的原因，除因剂量过大引起毒性反应，还可能与狗的体质及对药物的敏感性有关。

关于一些研究者提到除颤无效时，可先让心室停搏，然后再行复苏。主要方法是先于心腔内注射普鲁卡因酰胺、乙酰胆碱或氯化钾等，使心室停搏，然后再用心脏挤压及心内注射氯化钙，以助心脏复跳。该研究所遇到的3例，室颤用利多卡因心内注射发生心脏停搏，但是及时采用肾上腺素、异丙肾上腺素、阿托品等组合药物心内注射后，心脏很快复跳。其中，第 8 号狗心脏恢复跳动，自主呼吸亦随之恢复，并逐渐清醒，能站立进食。

三、惊喜的发现

进一步的研究和统计学资料表明，野生的猴子复苏概率明显高于动物园里来的猴子。这些，与既往科学的研究相符合，而且是在我们中国，在我们医学、电力两大领域专家进行的实验中，目击和心电图资料都一致地给予了证实。

这些，不正说明了心脏之坚强，不正说明了所用抢救措施之正确，不正说明了只要及时、正确、规范地进行心肺复苏，进行心脏除颤，发生心脏骤停的猝死患者，抢救成功的概率是很高的。我们用科学和人文的口气，坚定的语气，及时、规范的心肺复苏与心脏除颤，是对不该到来的"猝死"说"不！"。

多年后，在 21 世纪初的一次学术会议上，有几位不熟悉情况的专家讲到了中国心肺复苏的落后，说什么直到最近才开始做普及，至于心室纤颤更无这方面的研究。当时，我听后心中不快。正巧坐在我旁边的一位中年医生快人快语地说了句："我国早就开展心肺复苏的研究工作了！"我听后十分高兴。午餐时，他特地找到我，作了自我介绍。

他是电力总医院急诊科的周主任。他讲了电力部门的情况，我点了点头说，我知道。他也很中肯地说道："李教授，李老师，我们电力医院同志知道你做的工作！"我笑了笑说："这不是个人见解，也不是谁怎么样，我们中国 CPR 这方面并没有落后，不能自贬！"直到今天，电力总医院麻醉科的韩主任等一直与我保持业务联系。

四、 实验结果成为指导抢救重要依据

无论是从六省二市农村触电急救的调研得到的第一材料，还是在广东省中山县的实验研究的成果，我们都做了反复研讨。结合当时国内在心肺复苏急救上的现状，我们认为应该发表文章为同道提供参考。

不久，我将文章寄给了刚刚复刊的《中华外科杂志》。编辑部很快做出了回应，告诉我近期将刊印，认为很有指导意义。现在看来，在国际急救指南 2000 年已在全球风行之时，该文的科学性丝毫没有落后于时代。

《中华外科杂志》（1978 年第 4 期）刊发了我的署名文章《关于人工呼吸、心脏挤压和心脏兴奋剂使用的几个问题》全文如下。

在循环骤停的现场抢救中，人工呼吸和心脏挤压是最重要的两项措施。目前，不少地方对群众普及了这方面的知识，医疗部门加强了第一线抢救，使复苏工作取得了较大的成绩。但在实施中，也存在一些问题，作者根据对几个省市的调查、学习中管见所及，提出讨论。

一、口对口吹气中的一些问题

此种人工呼吸法简便易行，效果可靠，又能同时进行胸外心脏挤压，目前已较普遍采用。但在实施中尚存在如下问题：

（1）掌握不好吹气的力量。对此，可有一个明确的标准，即以一口气吹入后患者胸廓有比较明显的隆起为度。吹气力量过大、过小都不适宜。

（2）吹气时患者头部后仰不够，影响呼吸道的通畅。这样吹气往往事倍功半，同时，也容易使空气进入胃中造成胃扩张。有些地区在训练中，往往用卷起的衣服垫在患者肩部，使头部

充分后仰。但在现场抢救时切不可因寻找垫衣而延误抢救。为防止胃扩张,必要时也可在胃中放一减压管将空气抽出。

(3)吹入气体中二氧化碳浓度较高,对机体有无影响的问题。由于患者所获得的气体是救护人的呼气,据分析,其中氧约为16%,二氧化碳约为4%,后者含量确比大气中高。在严重缺氧、肺泡无气体充盈的情况下,这种比例的气体对机体仍是有益的。二氧化碳含量暂时稍高是无害的,并有一定的兴奋呼吸中枢作用,所以,不必为此顾虑。当然,要尽量做到吹气正确,呼吸道通畅,加上心脏挤压的实施,以尽早建立氧合血的循环。

二、对压胸、背式人工呼吸法的一点意见

徒手的仰卧、俯卧压胸、背式的人工呼吸,通气量小、因此不宜采用。但目前基层采用这类方法抢救淹溺、触电者还很普遍,尤其在尚有心跳而无呼吸情况下,在采用俯卧压背法时,不少人仍沿用垂直下压于腰背部(相当于第十二肋骨处)的方法。此法挤出肺内空气很少,仅为潮气量的1/3~1/2,除去呼吸道死腔容量,实际进入肺内气体不过100毫升左右。故若用此法,我们认为,应将挤压部位上移至第七对肋骨处,即双手放在肩胛骨下角处,挤压方向应为向下并向前推压,则能使潮气量显著增加。仰卧压胸时,挤压位置应上移至乳头稍下方,方向也以向下向前为宜。

三、心脏挤压时的一些问题

(1)目前采用的名称有心脏挤压、心脏按摩、心脏按压等,我们建议考虑采用心脏挤压这个名词,似较准确。

(2)关于胸外、胸内心脏挤压如何选择问题:根据实践经

验，只要及早应用、方法正确，胸外心脏挤压的效果并不比胸内挤压差。而开胸需要有一定的条件，容易延误及时的抢救，并发症也较多。因而国内外文献一般认为，除了一些特殊病例，如严重的胸部创伤、心包填塞、张力性气胸等宜及早开胸，在一般情况下，首先应立即行胸外心脏挤压，不要急于开胸。即使患者送到医院，有条件开胸时，我们认为，只要在胸外心脏挤压下能够摸到大动脉的搏动，测到血压，病情有所好转，就应坚持下去。反之，如挤压后摸不到大动脉搏动，效果不显著，则宜酌情采取开胸的心脏挤压。

（3）胸外心脏挤压的部位，一些书刊上介绍的挤压部位在胸骨的中下1/3交界处。事实上，抢救时手掌根部的按压范围很难拘泥于此。目前一些基层单位采用的方法是："当胸一手掌"，中指对准胸骨上端、颈下部的凹陷，则掌根着力处正相当于胸骨下1/2～下1/3处。

患者必须"背靠硬处"。往往在急诊室里帆布担架上或家庭的棕绳床上进行挤压，显然是起不到应有的挤压作用的。建议急诊室、救护车上的帆布担架旁都应备有一相当于胸部大小的平整木板，为做心脏挤压时使用。

（4）挤压的速度：目前有人主张每分钟挤压40～50次；有人主张100～110次，多数人则主张60～80次。何种意见为正确？即使熟练掌握挤压技术，其产生的心排血量仍达不到正常数值，有些研究资料表明，仅为正常心排血量的25%～50%。这可能因心脏停跳后乳头状肌失去收缩能力，二尖瓣及三尖瓣无法闭合，造成心室内有部分血液回流之故。但如果频率太快，使心舒张期过短，心脏未及充盈，反而更影响心排血量。根据急救工作的实践，每分钟行60~80次的频率是适宜的。但在实施中，还应检查大动脉有无搏动、血压如何。如两者情况不理想，除了应在挤压的着力点、力量强弱等方面考虑，还要观察是否舒张期过短。如因此而致，可适当减慢速度。

（5）挤压强度：根据我们的调查，目前的问题往往是挤压强度不够，使胸骨下陷不足3~4厘米。但也要防止挤压过强造成胸骨骨折、肝脾破裂、心脏损伤。

挤压的强度也涉及挤压的动作节奏，在向下压时应有一定的冲击性，然后放松。此时掌根不应离开胸部，以保持挤压部位的准确和动作的连续性。

（6）关于人工呼吸和心脏挤压的协调比例问题：一般主张每吹一口气，行4~5次心脏挤压。但在第一线抢救中，有时只有一人，如何处理呢？可按每挤压10次，然后吹两口气的比例进行。

四、关于配合应用肾上腺素等心脏兴奋剂的问题

目前有些书刊过分地强调了肾上腺素在心跳骤停抢救中的作用，尤其是应用"三联针"（肾上腺素、异丙肾上腺素、去甲肾上腺素）对心脏复跳的作用。使一些同志对进行充分有效的心脏挤压认识不足，造成了滥用心脏兴奋剂的情况，应引起注意。心脏复跳的主要措施是心脏挤压，肾上腺素只有在持续心脏挤压的基础上合理地应用，并配合人工呼吸，使心肌得到氧合血的灌注，才能收到较好的效果。应用心脏兴奋剂绝不是使心脏复跳的主要抢救措施，更不能代替心脏挤压，它只是抢救中的一个辅助手段。

在现场,有时不易判断是否尚有心跳存在。尤其对触电病例,若有微弱心跳存在,使用肾上腺素可引起严重的心律失常;用量大时,极易造成心室纤维性颤动而导致迅速死亡。此点不仅在实践中有深刻的教训,动物实验中也证实了这种情况。

有些同志根据临床实践,打破了肾上腺素、异丙肾上腺素、去甲肾上腺素三种药物"不能合用"的旧框框,采用了"三联针",并在抢救中收到了较好的效果,这是可喜的。根据我们的实践和调查,在第一线抢救时,心内注射并非都能顺利完成,去甲肾上腺素如注在心肌内会造成坏死。在淹溺抢救中,去甲肾上腺素因其收缩血管力量较强,可导致肺动脉高压,更易诱发或加重肺水肿。较大量地应用去甲肾上腺素,还可引起周围血管收缩,使组织得不到氧合血的灌注;血管的收缩又使一部分血液存留在某一部位的静脉区,从而减少了有效的循环量,而当时往往补液困难,对患者更为不利。因此,我们认为对"三联针"中的去甲肾上腺素的作用和在急救中的应用,应持慎重态度,宜不断总结经验。

综上所述,我们认为对复苏患者的第一线抢救中,要坚持以人工呼吸、胸外心脏挤压为主,配合使用适量心脏兴奋剂,建立有效的氧合血循环,从而为下一步抢救打下良好基础。

第四章 Chapter 4

当代心肺复苏创始人彼得·沙法的贡献

第一节　世界注视着中国急救复苏的发展

一、谢荣教授将我推荐给沙法

在医学领域里，麻醉医学，或者医院里的麻醉科，似乎"深藏不露"。实际上，它是一个极为重要的科室，业务涉及临床医学各方面。它不仅仅是我们表面上看到的那样独居医院内高墙顶端、几乎与世隔绝的科室，是洁净的手术区域的核心部分，而且它也是医院最前沿的急诊科室，是抢救技术的主体组成。众所周知的心肺复苏医学、口对口吹气人工呼吸法、心脏按压（挤压）技术都诞生于此。近半个多世纪来出现的"危重症监护病房"（Intensive Care Unit，ICU），也就是大家熟悉的ICU，最开始是由它组建，也是车水马龙的大街上救护车内抢救技术的核心。

因为我是从事急救医学工作的，确切地说，大量的主体工作是在医院外的现场进行抢救。我认识到，触电的农民、电工，身体条件一般较好，是属于一个正常的健康者突遭意外，生命受到打击被迫提前结束。这就是说，在身体器官系统正常或基本正常的情况下，进行复苏不仅合理，也是必须的。从哲学意义而言，生命不应该过早终止，患者应该重返社会、投入生活。

所以，我已经把触电急救的复苏技术上升至代表人体复苏的模型。因为"复苏"的实验是不可能用人体进行的，而对"触电者"的抢救，从某种意义上说,既是救死扶伤,又是践行人道主义的人文精神。各种抢救措施是科学、先进的技术的结合,既救人,又进行资料搜集、整理、研读等,使我们能够不用人体做实验而得到宝贵的科学资料。

1982年,中国对外经济贸易部与意大利外交部开始了关于中意双方的经贸谈判。其中有一个项目是中意双方共同建立现代化的北京急救中心。我很幸运,被任命为该项目的中方首席代表。商谈是成功的,最后获得了意大利800万美元的政府赠款。

1983年,我们到欧洲的法国、德国、意大利、瑞士等国,进行专家交流、政府谈判等活动,邀请谢荣教授做考察团的顾问。这样,我与谢荣教授有了更多的接触,得到了他的身教"真传"。他为人正直、品德高尚、知识渊博,不仅对麻醉医学(当然包括复苏医学)以及临床医学精通,而且对电器也很精通(后来我们还与他的助手杨虎教授,以及北京医疗器械厂方迪英工程师研究、制造了心脏除颤器)。他对我的指导、帮助不仅有助于研制工作,更是开阔了我的学术视野。

1984—1985年,在筹建中国、意大利合作建立北京急救中心的一次会后,谢荣教授与我谈起了彼得·沙法。他说,沙法是现代心肺复苏的创始人,我们开玩笑称他为"彼得大帝"沙法。他一直想在中国找一位热爱急救、心肺复苏、灾害医学事业并且能够在中国把这项事业推动起来的年轻人。谢荣教授边说边望着我。我当时也只是一般地听他这样说,没有放在心上,也没有回什么话。停顿了一会儿,谢荣教授继续对我说道:"李大夫,我认为你是最适合的人了!"我当时一下子愣住了。

我深知沙法教授在此领域中的声望,而我是个名不见经传的小医生,当时真有点不知所措。谢荣教授见我一时反应不过来,用轻松的口气说:"不着急,不妨你们先通通信,互相做些介绍。这事我可是考虑很久了。"

我知道谢荣教授是个做事严谨、不开玩笑的人,对此,我当然十分高兴,而且大有"受宠若惊"的感觉,但总觉得太突然,总觉得此事离我很远。

过了两天,我想人家谢荣教授一片好心,我不可没有反应,何况我内心也很崇敬这位国际顶级的沙法教授。就这样,我怀着紧张的心情给彼得·沙法教授写了第一封信,简单地介绍了自己和中国急救的现状。他很快复信,语气热情,明确表示愿与我交往和给予支持。以后,我们平均1~1.5个月进行一次"鸿雁传书"。

记得当时在信中讨论的主要议题是,他要我了解和关注医院外猝死抢救使用心肺复苏,"要十分重视口对口吹气与心脏挤压联合使用的重要性"。他要我关注医院外猝死病例抢救的科学记录,以及北京市城市急救服务系统的建设组织、效率等。

大约在1986年,他告诉我,1989年9月第六届世界灾害和急救医学大会将在香港举行,届时他会参会,会后会带队参加在北京举行的"卫星会",我们可以见面了。他说他还要到我工作的单位来参观、讨论。他要我寄照片给他,他也寄来了他的照片。后来的信中他又补充道:如果你能在1989年9月到香港来参加主场大会将会更好,因为全世界急救领域的专家大多都会参会,你可以和大家认识,对你今后的工作、学术研究会有帮助的。

1987年,他用一个大信封给我寄来了几张照片,有他早期进行口对口吹气研究的黑白照片,还有一张大的彩色照片,是他手持他著的《心肺复苏》(第2版)。照片简直像一幅油画。他告诉我,这是他最喜欢的照片,上面还亲笔题写了"送给李宗浩,对你在复苏医学事业中的工作致以最良好的祝愿,彼得·沙法,美国,1987年"。(To Li Zonghao with good wishes for your work in resuscitation medicine. From

Peter Safar，USA，1987）

在与沙法教授相识相知的过程中，我真正感受到了一位医学大家的人格魅力和力量。他待人真诚、是非分明。他热爱科学、坦陈观点。他对我是每信必复、言简意赅，没有敷衍之词，尽心指导、帮助；对我所述的学术见解、观点，直抒己见，不虚不假。他对中国建立现代急救和开展心肺复苏研究、教学及普及工作寄予了很大希望。

他对我说："世界正在关注着中国，以便了解这个已经能够建立和组织良好社会体系的人口最多的国家，是如何发展现代急救和复苏医学，并与传统医学相结合的。"

二、沙法教授对中国急救医生的提携

1989年9月，我赴香港参加了第六届世界灾害和急救医学大会（6th WCDEM）。那时正值1989年春季政治风波后不久，很多人认为中国政府不会批准专家到海外开会，我的到会无疑是澄清了这种误会。

我是第一次到香港，心情也是颇为紧张。当我在香港国际会议中心办完了报到手续后，就在大厅里寻找这位通信多年却从未谋面的老师。我突然发现前面有很多人围在一起十分热闹，就走了过去。很快，我的目光被围在人群中间的一位很有风度的专家吸引了，而那人的目光也转向了我，我们几乎不约而同地叫出了彼此的名字。我连忙挤进去，伸出了双手紧紧相握。

他动情地说："李大夫，我们终于见面了！"然后，不无风趣地指着我那湖绿色的会议胸卡说道："李宗浩大夫，中华人民共和国，一个年轻人！"当然"一个年轻人"胸卡上是没有的。

我们丝毫没有一点生疏感，他问我："你今天晚上干什么？晚上的宴会你参加吗？"我迟疑了一会说："今天晚上，香港的朋友请我吃饭，所以晚宴我就不参加了。"他马上严肃地说:"那可不行,今晚的宴会很重要,世界各国著名的急救专家都来了,你应该参加,可以认识很多人。"然后斩钉截铁地说道:"你那个朋友的聚会可以取消,另选日期。"

虽然我是第一次见到沙法,我们没有什么寒暄,而且谈到晚宴时,他几乎用命令的口吻对我说话,但我丝毫没有委屈之情,只感到温暖和关心。这是老师对学生的要求,因为在几年的通信中我早已感受到了。

想给读者说明的是,千万别误会这么重要的晚宴我不参加,而要去朋友处吃饭。我不参加晚宴,其实是囊中羞涩。因为在办理报到手续时,晚宴的费用不计在会议费内,需要另交,何况我此次参会的费用也是朋友们帮助我的,我怎能为参加宴会的费用再向人张口呢!他看我迟疑不决,似乎猜出了我的难处,就说道:"你站在这里,5分钟内不要离开,我马上回来。"我也不敢违抗他的命令,老老实实站在那里,几分钟后,他像孩子般地欢笑,兴冲冲地递给我一张晚宴的请柬(入场券),原来是他用自己的钱去为我买了一张请柬。然后再三叮嘱我,晚宴不要迟到。

因为沙法教授太知名了,就在我们谈话中间又围上了不少人,他就对我说:"我得走了,我们有的是时间谈话,别忘了,晚宴时与我在一起。"很快,他的背影急匆匆地消失在人群中。望着他的背影和他那匆匆的脚步,我拿着晚宴请柬,看着请柬上的时间、地点,一种莫可名状的感觉涌上心头,脑海中突然出现了一片空白……

我知道,西方人的风格与东方人,尤其是我们中国人在有些方面是大相径庭的。比如请客吃饭吧,我们中国人是常事,即使经济不甚宽裕的人,也常彼此请客而且"穷大方";西方人则很少互相请客,一般都是AA制,可沙法教授对我呢?

第四章　当代心肺复苏创始人彼得·沙法的贡献

晚上的宴会开始了。宴会厅里，灯火辉煌，高朋满座。我早早地就去了，唯恐晚到，让他记挂，但却不好意思去与沙法教授坐在一起。一眼望去，他坐的主桌上，围着他的全是国际上知名的急救专家、泰斗式人物，组委会的主席也不时地过来与他说话，但见他不时地四处张望，可能是在找我？于是，我硬着头皮走了过去，他确实是在找我，一见我十分高兴，连忙招呼我坐在他身旁。向他敬酒致意的人真是络绎不绝，而他向每一位来者均为我做了介绍："这是中华人民共和国的李宗浩大夫。"于是，我与来者又彼此敬酒致意，我一下子认识了许多国际上知名的急救与复苏专家。

其中，给我印象最深的莫过于意大利的急救医学权威马尼教授了。还没等到沙法向他介绍我时，马尼教授已经向我伸出手来说道："李大夫，你好，北京急救中心的工作进行得怎样，一切都很好吧？"正当沙法疑惑我们俩怎么那样熟悉时，我连忙为他解释道："北京急救中心是中国、意大利政府合作的项目，意大利政府给了我们很大的经济支持，在技术上也很负责。马尼教授是意大利政府的专家组组长，我们经常在一起讨论合作的有关事宜。"

自此后，马尼教授来华与我们商谈项目，彼此都感到更加亲切友好。他们不仅对北京的急救中心予以支持，而且对重庆急救中心项目也给予了有力的促成。我真是"沾了沙法的光了"。沙法事后也告诉我，马尼教授是意大利的麻醉学、急救学的权威，而且是罗马教皇的首席医学顾问，你们要好好合作，把中国的急救中心建设好。

沙法教授行事十分低调，在公共场合绝不"前呼后拥"，他厌烦这些。这次他如此破例，是出于将我这个中国急救医生推向世界的良苦用心。自此后，除了欧美，一些亚洲国家尤其是日本、新加坡等国的急救专家，也对我、对中国的急救开始"刮目相看"了。

三、 我在北京家中与沙法等专家的讨论

香港会议结束后，按原计划马上在北京继续举行卫星会，沙法是要参会的。在他临来北京前，我的心情是紧张的。因为那个时段正是1989年政治风波后的100天，一些国家的专家把原计划到北京参加卫星会的日程取消了。我唯恐沙法教授不到北京去，不参加会议，那影响可就太大了，但又不好意思明说。他似乎看透了我的心思，两次不经意地但态度十分明确地对我说："我这次要到北京参加卫星会，我去主持会议。此外，在北京邀请我去的地方，发表演讲的机构很多，我大部分的活动都取消了，但卫星会是必须参加的，你的北京急救中心BEMC和你的家我是必须去的！"说完后冲我笑了笑，拍了拍我的肩膀，我的心定了！

在香港主会场的会议结束后，我们乘同一架飞机到北京，参加"卫星会"。在飞机上，我不时地照顾他们夫妇俩，沙法叫我不要为此忙碌，多照顾其他到中国的专家，至于讨论心肺复苏等学术问题，他说我们有的是时间，叫我放心，他幽默地说："我们通了那么多年的信，现在才见面，花了那么多邮资费（其实那时邮资费也不高），肯定我们有足够的谈话时间来作为补偿的。"

沙法夫妇是第一次到中国。在参加卫星会期间，与时任中国科协副主席、中国医学科学院院长的吴阶平教授会面后，他特别邀请了10多个国家知名的急救专家到北京急救中心参观并进行了座谈。他说，我要看看你的工作，要看看全世界人口最多的国家的首都急救系统和院外急救服务。随后，他应邀第一次到一个中国人的家里——我家做客。

我原本要请七八位专家来家，但由于我的住房太小，只请了沙法夫妇，以及时任美国急救学会主席的帕比（Dr. Pore Pupu）夫妇和夏威夷

大学急救学教授勃克洛（Fredrick M. Burkle）。那天，我们从下午2点多一直谈到深夜，临近12点，完全打乱了原先的计划。

原来计划谈话2～3小时，然后晚餐。晚餐，我请了中国文联的朋友帮厨，四川籍的小周擅长川菜和制作各种小吃；操一口吴侬软语的苏州人佳音忙着烹制我的江浙家乡主菜；北京的朋友小米，拌馅包饺子的速度不凡，足够对付2～3个人擀出的饺子皮；亚洲救援中心（AEA，即现在国际SOS前身）的何小姐虽不功于烹调，因在美国上学生活十来年，英语很好，中英文兼通；至于《中国日报》(China Daily)的老王，英文文字功底很好……这样的组合，不仅谈得愉快，交流通畅，在餐桌上更是吃得欢悦。

一道菜，带来一阵掌声；一个小菜，引出一个故事。美国急救学会主席帕比的夫人生活在休斯敦，以前几乎与中餐不甚往来，偶尔光顾一下泰国菜，对"辣味"有所了解。那天的四川辣味，虽然使她刚开始时"大受刺激，难以接受"，但不出半个小时，使她成了川菜的"俘虏"。席间，她不声不响地成为"第一号食客"。勃克洛教授未带夫人菲力斯来京，不胜遗憾，一再表示："宗浩，下次菲力斯来华，你可得像今天那样请她吃呀！"我连连答应（可惜至今我未兑现承诺。但后来我在夏威夷州檀香山，他们夫妇不仅招待了我，而且还专程陪我到他们的住处马尾岛上休息了几天）。

这顿饭，足足吃了两个多小时……一道一道地撤下去，端上来，把沙法都看晕了，他自言自语地说道："这么多！"我笑了笑说："在家里，条件所限，只能简单地吃一点。"他惊讶地看着我："Dr. Li，这还简单？那么，复杂的该是怎样？"美国人，西方人，在饮食与我们中华文化相比确实大相径庭，还是香港的何小姐，她给沙法作了诠释。她说，中国人的饮食、中国人的好客，尤其中国人在家中招待贵客对于饮食的要求等，这才使沙法有所领悟了。但他还是像孩子般的天真地对我说："李大夫，下次你到美国，到我家，我可没有那么多菜招待你！"他一边说，一边看着他的夫人，夫妇俩认真地看着我。两年后，我到美国匹兹堡大学他的研究中心做"访问学者"。其间，应邀到他家，谈工作谈专业，至于"吃"，他们都是在外边请我吃饭。中美饮食文化差异，那里的食谱简单，但情谊深长。

那天聊得、吃得实在太愉快了。快到晚上七点钟时，我提醒赶紧到位于西长安街的"长安大戏院"、王府井的"吉祥戏院"二处，自由选择去看京剧——中国的"国粹"。要知道，我这是第一次，也是唯独的一次，亲自给时任文化部部长的贺老爷子打的电话，托他在这两个剧场各买5张京剧票，招待国际急救专家。我把票展示给了大家，大家不无遗憾地说："很好，谢谢！但放弃了，不去看戏了，今后有机会的。今天的讨论正浓，而且下一步在心肺复苏发展上已见端倪，那就接着谈心肺复苏与心脏除颤的课题吧。"

在彼得·沙法教授临离中国时，我们又做了一次深谈。我把《实用急救学》中关于心肺复苏向他作了介绍，并请他指教，同时也将我20世纪70年代在广东省做的猴子、狗的动物实验的情况和启示，尤其是电击除颤、药物除颤，以及心脏兴奋剂使用等问题进行了讨论。

在学术上我们真是早有沟通，取得了一致意见。他特别讲到了自动体外心脏除颤的重要性。他认为，及时地在现场进行除颤将大大提升猝死抢救的成功率，自动体外除颤器的原理、设计是根据心肺复苏的理论和哲学而来……临行前，他既像老师对学生，又像长者对小辈那样十分严肃而认真地对我讲，中国必将有很大的发展，复苏急救事业在中国取得的成就肯定引起每个国家的注目。你比我年轻多了，你的精力旺盛，我真不知道你一天要干多少事，保重身体。然后给了我两盘音乐磁带说："累时，听听音乐吧，这是我喜欢的乐曲！"

第二节　挪度先生与北欧小城里的巴黎少女"安妮"

一、科学家与企业家的成功之作

离中国十分遥远的北欧，在斯堪的纳维亚半岛西北部的挪威王国里的斯塔万格市，有一位名叫奥思蒙·挪度（Asmund S. Laerdal）的企业家。1954年的一天，他带着家人到海滨周末度假，不慎，他的两岁男孩发生了淹溺。当小孩被救起时呼吸刚刚停止。在这万分紧急情况下，尽管奥思蒙·挪度没有什么急救知识，但他本能地把孩子的双腿提起用力来摇动，结果孩子呼吸道里的水流出来了，渐渐地恢复了呼吸，孩子活了！这个名叫陶里·挪度（Tore Laerdal）的孩子，如今已经是全球急救界的重量级人物，是挪度总部和挪度基金会的主席。

这个偶然的、有惊无险的事件，给这位企业家以巨大的震动，使他认识到急救之重要，给了他一种无可言喻的、新的启迪。

对于西南濒临大西洋，西北濒临北冰洋，南与丹麦隔海相望的几乎三面环海的挪威，淹溺意外时有发生，学习急救知识是多么的重要。奥思蒙·挪度先生认为，自己这次救活儿子其实是及时、侥幸，而更多的情况下，则是不幸的结果。

081

奥思蒙·挪度是位肯动脑筋、不断学习进取的企业家。第二次世界大战后，他了解到塑料业在美国正飞速发展，便远涉重洋去那里研究这方面的技术。回国后，他开始用模具制造塑料人形玩具，他设计了一个酷似娃娃的小女孩，取名"安妮"。挪威民防队很重视急救的普及，请挪度制造皮肉伤口模型，以供教学之用。如果说，在他儿子发生那次淹溺前，他将制造伤口模型等作为副业的话，那么，此后，他热衷于研究、制造救人方法的教学模型了。

1958年8月，彼得·沙法教授到挪威参加斯堪的纳维亚麻醉会议。会上，彼得·沙法在做关于口对口吹气人工呼吸的学术报告时指出，这是一种对传统的人工呼吸方法进行挑战，是一种革命性的、新的急救技术。他和同事们发明的这种心肺复苏的新技术，如能很好地普及，教给志愿者，可以挽救无数人的生命。现在的关键是，尽快地把这种新技术予以普及推广，但是，在培训上存在着困难。

困难是显而易见的。因为传授心肺复苏时不能用活人来实验。活人的肺里充满空气，与停止呼吸者的肺的内容反应不同；活人的心脏在跳动，不能用强加的外力来使它发出新的搏动和循环。因此，心肺复苏技术的培训不仅需要一种逼真的模型，而且要价廉物美，以便在社会上广泛地普及。

奥思蒙·挪度听后大受启发并接受挑战。同年11月，他和彼得·沙法会面深入讨论。此后，他潜心研究，在1959年春尽夏来之际，他做出了一个与真人大小一样的模型，只要方法正确，真人（救护人）向假人（模型）吹气，假人胸部即会隆起。

在这里，我想讲一个故事，是关于挪度先生制作模型的原型的。那是1880年一个冬天的早晨，在法国巴黎塞纳河途经卢浮宫附近，打捞出一个女尸送到了医院太平间。当时值班的年轻病理学家把她的面部用石膏复制了下来。谁知道这个模型被人发现后，受到巴黎艺术家的疯狂吹捧，无数的作品、复制品涌现了出来。

姑娘美丽恬静的表情，一时成为巴黎艺术家们视为创作灵感的来源。存在主义大师加缪说这女孩的微笑，简直是当代的蒙娜丽莎。于是，这位无名姑娘的面庞出现在了巴黎众多的艺术展示墙壁之上。

奥思蒙·挪度是一位深具丰富艺术想象力的企业家，多年后，也就是与沙法相识交谈后，他想到了模型，模型面具，想到了溺水，想到了他的孩子溺水经历和成功得救……他选择了这个女孩的面具，并给他取名为："安妮小姐"。

1960年，奥思蒙·挪度带着这个命名为"安妮小姐"的模型前往纽约，与和沙法在心肺复苏领域上齐名的阿切尔·戈登医生会面，戈登见此兴奋不已。因为他也看到了用此模型传授口对口吹气方法的简便有效：方法正确，胸部隆起；方法不当，如模型人的头部后仰不充分，致气道阻塞，任凭多用力吹气，也不见胸部起伏。也就是说，吹气是无效的，如不予以纠正，不仅徒劳，更是浪费宝贵的时间，最终导致被救者生命丧失。

1960年，在19世纪已经于动物身上进行胸外心脏挤压成功而未被重视的事实，此时因为在人身上的复苏有效而引起了世人注意，心脏挤压技术被医学界肯定并要求迅速推广。于是，经科学家、企业家商量，决定让"安妮小姐"又增加了新的功能：可以让人在"她"身上学习心脏挤压，方法正确，胸骨下陷，压迫心脏维持血液循环。

随着科技进步，"安妮小姐"也在走入现代化，"她"身上附带的多种指示灯的闪亮，会告诉你吹气、挤压正确与否。

"安妮小姐"越来越受到人们的欢迎，全世界有近百个国家和地区采用"她"做心肺复苏的模型，于是"她"又有了不少黑皮肤、黄皮肤的

"表亲"，以及"复苏少年"和"婴儿安妮"，这说明了全球对学习心肺复苏的热情在不断高涨。

这一切，无疑是挪度事业上成功的标志，同时，也是企业家与科学家合作成功的典范。用科学做商品的基础和内涵，是真正的名牌商标，这比时下一些商品不注意质量，而过多依靠与商品内容不相及的名人星族们来做广告，实是大相径庭。

奥思蒙·挪度先生深受鼓舞。他与沙法教授的合作越来越密切，经常出入于世界各种医学会议。到了20世纪70年代末，他干脆停止了制造玩具的业务，以全部精力、财力研制医疗器材。当然，"安妮小姐"则是他享誉全球的名牌产品。奥思蒙·挪度于1981年患癌症去世，接替他的，就是那位在挪威海滨险遭溺毙的小挪度——陶里·挪度。

二、我认识了陶里·挪度先生

我们称小挪度，即陶里·挪度是子承父业，再加上他年幼的惊险故事和切身体会，所以更加努力于复苏产品的开发，尤其青睐于"安妮小姐"的更新换代，以更好地面对风起云涌的市场，面对险象丛生的急救现场。

20世纪80年代后，人们对复苏中的心脏除颤给予了极大的关注。于是，研制简易自动体外除颤器成为小挪度日思夜想的大事。

1990年，我作为犹他大学的"访问学者"在美国研修急救医学。1991年5月，我从美国西部的盐湖城，美国急救医学会主席帕比医师从休斯敦出发，预计好时间，我们在加拿大蒙特利尔机场见面。我们是一起去参加第七届世界灾害和急救医学大学会（7th WCDEM）的。在机场见面后，帕比对我说："陶里·挪度先生早就想见你这位在中国从事急救医学尤其是心肺复苏医学的专家，我们都住在大饭店，待会儿，大家就在那里见面、进餐。"

在蒙特利尔的五星级大饭店，美国急救学会主席帕比医生向我介绍了陶里·挪度先生和他的几位助手。陶里·挪度先生此时已近40岁，精明能干，思维敏捷。他说，从帕比医师以及急救界的朋友们的介绍中，对你已很熟悉了……看来，他了解我从事急救尤其心肺复苏的情况，而不是一般寒暄的说辞和客套的赞扬。

当然，我对他及"安妮小姐"的情况也有所知。我告诉他，"安妮小姐"越来越为中国人所熟悉和喜欢，"她"似乎已成为远在天涯海角的挪威王国的友好使者，在中国的大江南北做客访问。谈到这里，大家都笑了。我也真诚地祝贺他在事业上的成功，为现代急救医学尤其心肺复苏事业做出的贡献。

我说，科学家与企业家的沟通合作，用发展的目光预见未来，以科学技术为基础来设计产品，将产品与教学培训联成一体，相互促进，使他和他的父辈取得了成功。我说，中国正在大力普及心肺复苏，在有12亿人口的大国里，我们今后会有更多的合作。他频频点头。

三、央视第1频道《与你同行》播放《家庭急救》

1994年1月12日晚上9时，在中央电视台第一套节目《与你同行》栏目里，播出了长约半个多小时的《家庭急救》节目。

这是一台别开生面的、以普及心肺复苏为主的"智力跑道"节目，有别于以往常坐在演播室里照本宣科，或是与几个人对话的场景。电视台的节目主持人张悦女士，邀请一位与播出内容有关的专家共同主持。既然是关于急救，我就荣幸地被邀请为嘉宾，与她同台主持。

作为一个医生，尽管我曾多次在电视台、广播电视台做过直播，但从无舞台演播的经历。面对台上的3个家庭，面对台下的三大方块阵容的参赛队伍，面对不断变换的镜头，面对突如其来的各种提问，在这个赫赫有名的、中国首屈一指的电视台的直播室里，在数以百计的水银灯下面和多种音响设备的"笼罩"中，在导演及众多的工作人员的"控制"下，这种现场，作为一个急救医生以节目主持人的身份把急救知识普及到千家万户，我能否很好地完成任务呢？

当时，我认为这是一次极好的向社会呼吁提高急救意识、向民众普及急救知识的机会，在当时经济体制转型，金钱似乎万能，一切"向钱看"的情况下，有相当多的人对社会公益不甚关心，只重视"经济效益"，电视台能用"黄金时间"做这个没有什么"实惠"更非"一本万利"的节目，我是深受感动的。

因此，我在考虑能否胜任的同时，更担心现场的家庭及参赛的方阵对"急救"有无热情；更关心数千万名的观众对此的反应，要是"啪"地把电视机关了，或是在遥控器上转换一下频道，那怎么办？这样一台普及急救知识的科普节目，明显有别于当下走势正红的晚会或综艺类节目。在座的既没有光彩照人、出语惊人的明星"大腕儿"，所谈的也不是轻松宜人、风趣幽默的话题。

经过深思熟虑后，我坚信"急救"这个节目与千家万户紧密相连，与社会方方面面有着千丝万缕的联系。现代社会，当今家庭，需要这样的节目，它更是一次最广泛而生动的对"第一目击者"的社会培训。

我作为一个急救医生从容自如地走上舞台，一切紧张与担心，在现场已烟消云散。因为"急救"的气氛弥漫着整个现场。我在我最熟悉的领域里驰骋，我在我最希望民众了解的知识、技能的问题上与大家交流，我几乎忘记这是在电视台的大演播室里，既好像在报告厅里，又好像在基层的培训班上。

当3个家庭都正确回答了"120"是中国的急救电话号码后，我问台下的观众，谁能任意举出海外的一个国家或地区的急救电话号码呢？我又补充问了一下谁知道美国的急救电话号码。因为当今社会人类交往愈加频繁，了解海外的情况也是有意义的。一个方阵的一位男士举手回答："120。"我又问第二、第三个方阵代表，他们也都毫不含糊地作了同样的回答。我问："为什么？"他们答道："全世界的急救电话号码当然应该是一致的！"

我沉思了几秒钟。用探询的目光望了望同伴、真正的节目主持人张悦小姐，她的表情似乎也是予以肯定。我面对大家说道："很遗憾，诸位回答得不太对。我认为，将来全世界的急救电话应该是一致的。但是，现在还没有做到。我几次在世界急救会议上提议全球的急救电话应该统一，不少同行都很赞成，并都说李大夫，你来组织办这件事。"然后，我告诉大家，美国的急救电话是"911"，日本是"119"，我国香港地区是"999"……

此时，台上台下的人们沉浸在认真学习急救知识的气氛中。接着，我们拿出了心肺复苏模型，一位美丽的"安妮小姐"。

当我们把"安妮小姐"的胳膊、大腿放好，身体放平整后，这具与我们常人成1：1的比例的模型就躺在舞台上。然后，由3个家庭的代表来操作心肺复苏。如何做心脏挤压，如何做口对口吹气，方法正确与否，动作要领掌握得怎样，人们在模型上可以任意操作，老师在旁随时可以示范。观众对此产生了极大的兴趣，台下有不少人跃跃欲试地想上台上练习一番。

大家很认真地在"安妮小姐"身上做心肺复苏的练习，越来越多的中国民众在学习心肺复苏技术。在这个节目里，大屏幕上放映了此前在《正大综艺》的"正大剧场"里播放的故事《实习护士》(*Nursing on the Line*)片段：飞机失事后一位心脏骤停者在现场接受心肺复苏，当医生宣布"没救了"，人们要放弃时，那位患者的女友悲痛万分、激动不已地说道："不、不，他没有死！"她坚持不懈地进行口对口吹气和心脏挤压，终于使患者复苏了。

当观众们看到影片中复苏成功的镜头时，像影片现场中的人群一样地激动、兴奋。我与中央电视台节目主持人张悦都情不自禁地说道："生命不该中断，必将重现辉煌！"

第三节　我所认识的子承父业的陶里·挪度

一、我将《第一目击者》送给了挪度

从 1958 年 8 月，心肺复苏医学泰斗彼得·沙发到挪威参加斯堪的维纳亚麻醉会议，作了关于口对口吹气的学术报告，并得到参加会议的奥思蒙·挪度的赞赏，两人成为知音。科学家与企业家的成功合作诞生了"安妮小姐"，从而吹响了全球心肺复苏的号角，至今已经过去了 62 个春秋了。

岁月如流，沧海桑田。奥思蒙·挪度先生于 1981 年因癌症去世，他的儿子陶里·挪度，我们称他为小挪度先生，子承父业，不仅与彼得·沙法继续合作，而且与时俱进。随着心肺复苏与自动体外除颤器技术（CPR·AED）的发展，他的事业做得十分成功，而且他更注意与世界各国专家的合作，积极参加学术会议，参与讨论，与有相应权威的急救组织合作，建立挪度基金会，帮助发展急救，可谓"青出于蓝而胜于蓝"吧。自然，我们也成了很好的朋友。

我们首次相识于 1991 年在加拿大蒙特利尔举行的第 7 届世界灾害和急救医学会议。此后，我们常有来往。在 1997 年，世界急救和灾害医学学会成立 20 周年，在德国美因茨召开第 10 届大会时，我们见面与他和他的助手较深入地讨论今后在中国如何发展 CPR·AED。我送了一本我刚刚在中国的科学普及出版社出版的《第一目击者——一个急救医生的手记》给他，他十分高兴。因为我介绍了这本书关于 CPR 的历史沿革，彼得·沙法与挪度先生的合作，"安妮"在挪度的诞生。他听后十分感动，看到了书的插图照片触动了感情，他说你一定要到挪威去，看看我的工作，我答应了他的邀请。他和彼得·沙法也一直合作得很好，彼此之间相得益彰。令人遗憾的是，沙法教授于 2003 年 8 月因癌症去世了。

二、陶里·挪度来哥本哈根看我

按我早已制订的计划，2008 年是要到北欧的斯堪的纳维亚半岛，不仅是为了纪念我的良师益友彼得·沙法教授 50 年前在这里吹响了复苏的号角，与老挪度弹奏了"生命复苏进行曲"，更是与小挪度（陶里·挪度）商讨合作事宜。为了我的方便，很快，美国心脏协会和挪威的挪度总部确定了我 5 月中旬的北欧工作会议、拍摄之行。

当时，世界上已有不少国家，如美国、加拿大、日本、法国、丹麦、挪威、韩国、新加坡等，完成了《心肺复苏和心血管急救国际指南》中关于心肺复苏心脏除颤规范操作的教学培训短片本国版本的拍摄工作。对于世界人口最多的中国，当然这是项很重要的工作，我高兴地担任中国版本的科学顾问。各国版本的拍摄统一在丹麦的哥本哈根进行。

美国心脏协会心肺复苏及心血管急救的研究部主任杰瑞·波茨（Dr. Pots）是全球版本的主要负责人，是统一全球心肺复苏操作的"操盘手"。他对中国版本倍加关心,而且他在 CPR 的研究等方面也希望与我研讨,加上已经完成本国版本的专家学者都要在丹麦相聚,所以,我如约急匆匆地飞到了丹麦(其时正值汶川地震,临行前我几乎整天在中央电视台等主流媒体直播有关地震救援等方面的科技救援知识)。2008 年 5 月 16 日起在哥本哈根 3 天的工作是紧张而有意义的。我和香港的马先生一起工作得十分愉快顺利。就在此时,突然有人轻声地告诉我:"陶里·挪度先生特地从挪威过来看你,10 多分钟就到,你们是老朋友了。"

我们原定是在几天后完成哥本哈根的工作,再飞往挪威斯塔万格见面的,他怎么竟自己匆匆地过来了。他从机场直接到了摄影棚,热情地握着我的手说:"知道你们工作进展很顺利,我特地来看看你们,你还是那样精力充沛!"我更感到他的手劲很大。我望着他健壮的体魄,发现他也人到中年了。他回忆了我们 1991 年在加拿大蒙特利尔的世界急救灾害会议的首次见面,时光荏苒,不觉已经过去了 17 个年头了。"上次我是在美国达拉斯见你的,也见到了沙法教授,可他已经去世了。"他说道。

我们谈了最近中国的汶川地震。我感谢挪度公司把灾害最急需的脊柱固定板、颈托等赠送给我们。我当时在北京时与他们联系,由于对挪度公司的院外急救器材如脊柱固定板、颈托、头部固定器等产品是了解的,质量上乘,所以我几乎是在"要这些器材"。他们二话不说,马上答应。而我也将这些重要的现场急救器材送给最需要的地方,让他们直接火速送到四川省卫生厅长、应急办主任处。

我们说了地震的事儿,然后谈了拍摄的情况,大概半个小时,该说的都说了。我说,我们已见了面,这次就不去你那儿了。但他坚持要我还是按计划去挪威,他说我们还有不少的事情需要讨论。说完后,他又风尘仆仆地向机场出发了。做事业的人,就应该这样风风火火的。

复苏片拍摄完有一天的休息时间。那天哥本哈根的天气居然是这样的好，阳光明媚，春意荡漾，使我们可以很好地游览市容，不虚此行。我的愿望就是在哥本哈根的市中心"会见"我儿时的"老师、朋友"安徒生。

安徒生的铜像沐浴在春末的阳光里：高昂的头、睿智的双眼、支撑人生前进的拐杖，尤其是手执的书本。那翻开的书页，折射出的和绚阳光，温暖着寒夜中卖火柴的小女孩。阳光是全人类的，它照耀着斯堪的纳维亚半岛，也照射到东亚的中国。我儿时常阅读他的作品。现在，他手握那本书的续集、他的后代，不正在谱写生命复苏进行曲，那个可爱的"迷你安妮——Mini Anne"，像安徒生当年的作品一样走向全球。

18年前，我在美国首都华盛顿特区，在爱因斯坦铜像的怀抱中，感受着科学、人文的伟大力量，脑海中不时泛起 $E=mC^2$ 的公式，能量是质量乘光速的平方。

我们每个人身体质量有多大的悬殊？但每个人在一生奋斗中呈现出来的能量，却有天地之别。人的一生，就是奋斗的一生，努力的一生，进取的一生，更是学习的一生。这样你会觉得日新月异，丰富充实，你会淡然你的种种不快，你会振作你的精神，继续向前行。

此刻，我握着安徒生手执的拐杖，摸着安徒生捧着的书本，我感到力量的支撑、情操的陶冶。一个新的卖火柴的小女孩——早已脱离了"迷你安妮"，她要把擦亮的火柴，照射到行将突然失去的生命，要将温暖送给行将冰冷的躯体，让他（她）在光亮中重归生命之路，重新投入社会，重塑家庭温馨。

三、斯塔万格之行

飞机从哥本哈根起飞，脚下一片汪洋大海。碧蓝碧蓝的海水，时而见到窗下海面隆起一道粗粗的冰凌。挪威南与丹麦隔海相望，她的西南濒大西洋，西北岸临北冰洋，南北狭长东西短宽。飞机仅用了一个小时，就飞到了斯堪的纳维亚半岛西部的挪威王国的斯塔万格市。

啊，终于到了，迟来的斯城！晚上11点，夜色不显，只是有种临近黄昏之感。这座山城是那样的宁静，曲曲折折高低起伏的公路，使走在上面的汽车像在乡间小路上行驶。她离东亚的中国是那样的遥远。但对我来说，无论是时空的宁静还是距离的遥远，我都不感到陌生，只是有一种"宁静而致远"的感觉。

我早就读过关于老挪度先生的传奇故事，以及他与彼得·沙法相识的轶事，是他们两位的紧密合作，掀起了20世纪60年代后全球心肺复苏的高潮。

当时，我作为一个年轻的急救医生为此感动，在那个并不十分开放的年代，我的执着与排除干扰，我的导师、朋友的支持、帮助，使我在20世纪80年代得以与大师级的人物沙法教授开始通信，几年后我们在香港的世界灾害和急救医学会议上见面。而在1991年，由于美国急救协会主席帕比医师的热心"穿针引线"，我与小挪度先生在加拿大蒙特利尔首次相识……

古今中外，"男子汉（当然包括一切做事业的女性）的友谊建立在事业基础上"是我的终生信条，是颠扑不破的真理。我认为，一个真正从事科技产品生产的企业家的创业，有诚实品德与学习进取是成功的基础。老挪度具备了这个厚实的基础，他认真参加相关的学术会议，努力学习。老挪度与沙法间建立的友谊，值得我们急救界同行、企业界的朋友好好学习。在这里，玩不得"花样"，耍不了"聪明"，急功近利、投机取巧，只是暂时获取利益，是昙花之一现。

第四章 当代心肺复苏创始人彼得·沙法的贡献

挪度与沙法间的友谊和成果，是我们医学界、企业界要想成就一番事业的楷模。老挪度先生由于有了沙法教授的学术支持，这个小小的城市诞生的复苏安妮走向了全球。安妮家族不断壮大，足迹遍及五洲四海，白人、黑人和黄皮肤等不同肤色的人种，不同年龄段的安妮遍布天涯海角，事业兴旺！而沙法则由于有老挪度的支持，他供职的匹兹堡大学心肺复苏和灾害医学研究中心（现以彼得·沙法名字命名）学术成果累累，为人类生命复苏带来福音！当年，沙法教授曾建议我去斯塔万格看看，而小挪度也几次相邀，现在终于成功了。

2008年5月21日，我终于来了。无论是岁月的迟到，还是飞机的误点，以及我的姗姗来迟，既已来了就不算迟了。

时近午夜的斯城，天空仍是这样的清朗，空气凉爽，海水墨蓝，湖水清澈。城市中，沿湖四周并无高大建筑，红色的屋顶，白色的三五层小楼，灯光点缀四周，似一颗颗璀璨的珍珠，映在湖水中，拉长成一串串光柱，煞是好看！远处间隔着教堂的尖顶不时传来晚钟声。马路两旁，修整的树木摇曳的枝头，近处绿茵如毯的草坪，远望连绵起伏并不很多的群山，舒畅柔和地伸展着她的身影，给将要垂下的夜幕构建了一个椭圆形的屏障，像是要守护这座城市的安宁与平静。

啊，北欧的小城，我心中记挂的小城，我终于踏上了你坚实的石板路，就像我故乡儿时走熟了的石板路。我能否在这里得到学习与启发，为祖国的心肺复苏事业流尽最后的血与汗？

当我参观了原汁原味的挪度博物馆，当我看到了沙法教授的心肺复苏著作的第2版、第3版，看《2000年心肺复苏和心血管急救国际指南》（*Guidelines 2000 for Cardiopulmonary Resuscitation and Emergency Cardiovascular Care*）赫然醒目地放在中央最重要的位置，我的心为之一动。这是企业的科学精神，这是心肺复苏产品的创新发展之路。因为沙法教授生前将这两本书都亲笔签名送我，这部指南是一部经典巨作，我和我的同事们为此耗尽心血译编，可惜真经却鲜为人知……

在这里，我又看到了复苏安妮真切的脸庞。长期在这里工作，熟悉挪度公司发展历史的布雷克告诉我，安妮的原型是法国塞纳河上一位溺水的少女，长得文静端庄，嘴唇的右侧略现微笑，而左侧颇有苦楚之状。当时，老挪度他们反复研究终于决定采用这位少女的脸型与表情。他们的决定是正确的，现在全世界都"接受"了她。

陶里·挪度先生为我的这次挪威之行确实费了心思。据说，我是第一位被安排到这里参观时间最长、看的部门最多的外国专家。从科学研究机构到生产车间，从产品的研制到成品的包装，从急救人员的专业培训到实践考试。

当时十分令我感动的是，挪度公司在全球的新闻专栏上，显示对中国汶川地震的关心和捐助：一条新闻上介绍挪度公司中国地区分部在地震次日，即将灾区最需要的脊柱固定板、颈托、头部固定器等首批价值60万元的急救器材，通过李宗浩医生想方设法，以最快速度送至四川省应急指挥中心。我心中涌着一股暖流，人类本该互助友爱、相互帮助的！

在参观中，我还高兴地看到在公司走廊上挂着自动体外除颤器（AED）。在这座生产兼办公的建筑物中，共装有20台自动体外心脏除颤器以及急救包。上至陶里·挪度先生，下至普通员工，所有的人员都经过CPR规范且定期的培训，会使用AED。这样，员工的自救互救得到了保障。

我总认为，"人文"精神是任何单位、社会团体、商业公司不可或缺的。没有博爱的人道关怀的机构、人，别人谁敢与他打交道？而这样的机构、人，最终在法治、文明的社会中是站不住脚的，终究会被淘汰的。

有一件令我感到有趣的事是，在我下榻饭店的房间临窗俯瞰下，淹没之处有一只天鹅正在孵蛋，引起了我的关注和兴致。她毫不急躁，耐着性子匍伏在窝里，第一天晚上我就看到了这么一幕，刚开始时就觉有些意思；到了第二天工作后回来晚餐时，仍然"昨日景象再现"，我就伏在窗前俯视许久。后来，在小城散步，那里到处是湖泊，不远处，竟然发现有一只大大的白天鹅悠悠地在附近游弋，陪同我的朋友告诉我，这是只雄天鹅，就是你饭店窗下那只孵蛋的天鹅的配偶。看来确实如此，因为我看见了这一情景，证实了这只雄天鹅的"真情专一"，它总是在附近水面上昂着头，轻轻地扇动它那干净白色的羽毛，不紧不慢，优雅高昂地在宁静的水面上游荡，在守护着伴侣的安全，自觉地忠于它的职守，捍卫着这里的和平。

我的脑海中不时地泛起安徒生童话故事那个关于丑小鸭的故事，也泛起儿时读过的那首诗："鹅，鹅，鹅，曲项向天歌，白毛浮绿水，红掌拨清波。"这里本来就是静谧的，这对天鹅孵蛋真是这静谧之中的一道分外美妙的风景线。从我来，到我离开斯塔万格，足足有五天的时间。就在我将要离开小城的前一天，终于见到了那只黄黄茸毛的小天鹅的出生。我真是高兴，也真是有幸，见到宁静的斯塔万格又多了一份大自然的馈赠，今后湖面与天空又多了一只"丑小鸭"。

离开斯城时，陶里·挪度先生一定要亲自送我到机场。我当然劝阻了他，他是十分繁忙的，但他执意要送我，却是十分坚决的。这在我们中国人的风格中，并不是什么奇怪之事，中国人的来迎送往，以及招待朋友的热情在全球是闻名的，在西方欧美国家却不多见。陶里·挪度先生不仅亲自送我而且把时间往前提了一个多小时，这使我不免有点诧异了。他是走南闯北行走世界各地的人，时间安排一贯精打细算，不会过早地提前到一个多小时。作为他的客人，我自然只有服从了。

待我一上车，他像孩子般神秘地对我笑了笑说，我先陪你去一个地方，然后我们再到机场，你放心，时间充裕，不会影响飞机航班。

他带我到何处呢？很快，答案来了。我们到了一处海边，他把车停了下来，我们下了车，他指了指这一带，要我好好地看看周围。我环顾四周，没有发现这里有什么特殊之处，也没有什么建筑、植被、动物……他也像我一样，站立凝神一会说道："李医生，这就是当年，我两岁多时，我的父亲带着家人和我到这里来玩，来游泳，我就是在这里溺水，我父亲把我救起……"

噢，朋友，你这次邀请我到斯塔万格，真是让我感受良多，我心中涌起一种感动。他说："你和我的父辈彼得·沙法是好朋友，你们为CPR的事业做了很多工作。现在，对AED、对挪度的培训、对沙法教授、对CPR的事业，你是十分了解的。今天，你来到这里，为你介绍CPR的历史就更全面了。我这是第一次陪一位外国专家——中国的朋友李大夫，到这个地方来，我也很少陪人来这里。你见过我做演讲使用的黑白照片，有一张就是那个年代的我。"

四、邀请挪度来温州开会

2019年5月5日，陶里·挪度先生应我邀请到温州参加CPR会议。他作为特邀专家在大会上发表了演讲，受到了热烈的欢迎。10天后，也即5月16日的《健康报》以整整一个版面刊登了"本报记者王潇雨"的《心肺复苏，抢回骤停的生命》，文章一开头是这样描述的：

一张幼童的黑白照片，引出一段往事。

在5月5日由中国医学救援协会主办，中国灾害防御协会、中国医师协会、中华护理学会等协办的"健康中国·心肺复苏"

会议开幕式上,全球复苏联盟执行委员会联合创始人陶里·挪度指着这张照片告诉大家,半个多世纪前,心肺复苏技术救回了这个两岁孩子的生命。"没错,照片的主角就是我本人"。

陶里·挪度的父亲奥思蒙·挪度是著名的玩具制造商。在爱子获救后,奥思蒙·挪度与当代急救泰斗、心肺复苏术创始人彼得·沙法共同开发了心肺复苏技术的培训模型"安妮小姐"。后来,这一模型被全球近100个国家采用。

在20世纪80年代,我国医学急救领域的先驱李宗浩教授与彼得·沙法教授结下了深厚的师生友谊,也因此与奥思蒙·挪度相识。在奥思蒙·挪度辞世后,陶里·挪度子承父业。在加拿大蒙特利尔举行的第七届世界灾害和急救医学大会上,陶里·挪度与李宗浩相识,此后两人一直保持着密切联系。

在这次会议开幕式上,陶里·挪度向老朋友李宗浩赠送了象征急救事业起点的纪念品"塞纳河畔少女面具",感谢李宗浩为中国及全球急救事业所做的贡献,更期望双方能携手加快心肺复苏技术在全世界范围内尤其是在中国的规范普及。

第五章

《2000年心肺复苏和心血管急救国际指南》

第一节　达拉斯定稿会拉开了 CPR 面向新世纪的帷幕

一、国际指南最后一次定稿会和发布会

2000 年的春节，过得很有意义而且十分繁忙。应美国心脏协会所邀，我要远赴美国南部的达拉斯去参加《2000 年心肺复苏和心血管急救国际指南》（以下简称《急救国际指南》）的最后一次定稿会，一应费用全部由他们承担。会议主席特别郑重地告知，这是《急救国际指南》最后一次定稿会，有很重要的事情要商定。

我如约而至，会前一天到达酒店报到。也是"缘分"，就像在 1989 年 9 月，我在香港参加第 6 届世界灾害和急救医学大会在报到处见到了彼得·沙法教授那样的情景，我与他又不期而遇。同样是因他周围很快围了一群人，也是他说赶紧走吧，晚宴时，我去找你。还没等我说话，他就匆匆消失在人群中。当时我不胜惆怅，数千人的大会，晚宴时，他怎么能找到我呢？

当晚，大宴会厅里高朋满座。我正在发愁沙法教授怎么能找到我，还是我一桌一桌的去找他呢？正在犹豫时，他已经出现在我的面前，显得十分高兴，而且特别讲了一段令我至今记忆十分清晰的话："你一定要让你的同事们认识到，医生并不是不经过学习就会懂得、掌握 CPR 的。现在，

美国的学校、医学院校都教授 CPR 课,美国的政府、公共服务机构、社区、公司也都在普遍开展。所以,中国这方面的工作你们要多重视,尤其是公共服务行业和社区工作者。这个指南中有很多这方面的内容。"

他停顿了一下说道:"我让尼古拉斯医生(他的助手,和我也很熟悉)找你。你们可以先好好谈谈,而且今后应该多交流!"说了一会儿话,他突然提议:"李医生我们照个相吧!"我当然求之不得,但我是不会(或者说不敢,我知他不大喜欢照相)提这样的要求的。为什么他会主动提出来照相呢?还没等我反应过来,他已经站在了中间。没有想到,这是我们最后的一次合影。原来,他已查出患有癌症,合影是一种对学生的情感流露,是要当作纪念吧!后来每每想到此处,我的鼻子总在发酸。在我邻桌有两位见到沙法教授如此热烈地与我交谈、照相,就到我们这里要求合影,尽管他并不喜欢,我还是促成了他们。

这次无论与沙法,还是与他的助手谈话,我们对美国心脏协会组织全球专家多年来花费巨大的心力编写这本面向新世纪的重要指南,非常赞赏,用我们现在时髦的语言是"给予高度的肯定"。因为就 CPR 而言,理论知识与实践操作论述清楚明了,不愧是"科学家共识"和"国际指南"。但是,我也不无忧虑地提出,在强化对心脏按压等方面的同时,似乎对"呼吸"这一重要的急救理论认识和实践措施有所失重。

记得当时我用的词十分平缓。尼古拉斯医生同意我这一说法,认为也许职业的原因,心脏协会过多地考虑了心脏问题。直到今天,我心中对此也存在着这样的问题,因为人体尤其是脑组织对"氧"是太需求了,对于"缺氧"是太敏感了,心脏复苏比脑复苏相对容易些,脑组织的修复实在是太困难。直到现在,心肺脑复苏成功率,尤其是心肺脑 CPCR 复苏艰难,进展仍不是太大呀!

这是在 2000 年 2 月初，我在达拉斯的最后的定稿会上与沙法教授相见，我们的谈话犹如昨日。2012 年 8 月 18 日，我在北京主持的第 10 届中国现代国际救援医学论坛时，与邀请的沙法教授的助手尼古拉斯回忆了沙法教授的贡献，并且又旧话重提：现在的心肺复苏全球专家们要重视呼吸问题，以及心脏挤压深度要考虑到欧美与亚洲人体质之不同，要有区别。科学家的特点之一是执着，用我们中国人的话是"咬住青山不松口"。

二、 混淆了基础与高级生命支持的界限

　　2000 年版的《急救国际指南》关于 CPR 定稿会的日程安排是紧凑的，也十分得当。分了三个组，第一组是基本生命支持（basic life support, BLS），第二组是高级生命技术（advanced life support, ALS），第三组是儿童（children）。次日上午，特邀专家根据自己的意愿参加相应的分组会议，下午 6 点钟则是共同会议。

　　面对这三个分组，我在考虑参加哪个组呢？我想，我是专业人士，应了解更高深的生命支持技术进展，去参加第二组吧。但我心中还是惦记着参加第一组基础生命技术，因为我的急救生涯明确告诉我，在现场，只有在现场，不失时机、正确及时、规范地进行 CPR、AED，每一个细节都必须准确，生命就很可能获得复苏，那个将要失去生命的人，有可能重返社会，重归温馨家庭！

　　我按时到了第二组高级生命支持组。会议室空荡得很，大概只有七八个人，彼此礼貌地打了招呼，等了十来分钟，仍不见有人进来，主持人就宣布开会讨论。该组专家多来自医院的心血管科室，有着丰富的临床经验。讨论了一会，我心中记挂着第一组 BLS，正好有一位专家离

开，我也趁机走出会议室，直奔 BLS 组。刚一进去，就见挤得满满的会议室里热气腾腾，近百人的房间座无虚席。

我好不容易找到位置坐下。周围有不少熟人，他们热情地与我打招呼，有的还说到，我们都在找你，你跑到哪里去了，我们要听听你对 BLS 的建议，要请你讲讲中国的情况……BLS 实在是太重要了，随着讨论，"基础生命支持"这个理念更加深入人心。在当时，还是把"AED"列入"高级生命支持"范畴，事实上，我们这些"先创者"，已经把 BLS 与 ALS 融合在一个范围内了，难怪刚才第二组参会的人寥寥无几了。

在这次最后的定稿会上，我们讨论得很热烈、很好。主持这次会议的美国心脏协会也是该项目的主要领导人，与我专门交谈了两次，希望中国的专家在今后的学术与教学上多参与，并且约定了当年的 9 月，请我再次赴美，到加利福尼亚州的圣地亚哥，参加《急救国际指南》的发布会和学术会议。他说，到那时我们有更重要的事，如《急救国际指南》中文版的授权翻译、中国专家今后参与修订《急救国际指南》，和《急救国际指南》在中国的应用等，都要和我商量。我原则上答应了。

三、 组织翻译《急救国际指南》

2000 年 9 月，我应约到了圣地亚哥参加了发布会，主持了亚太地区分会，讨论了如何将《急救国际指南》在亚太国家、地区翻译和学习实施等事宜。美国心脏协会负责该项目的副主席请我担任中国大陆中文版翻译的组织者，希望我今后与美国心脏协会紧密合作，为 21 世纪 CPR 在全球的研究实践、教学与普及共同努力。我很愉快地答应了他们的请求，回国后积极组织了翻译之事，在有关杂志上发文，原汁原味地介绍了这本指南关于 CPR 部分和它的精髓，以及学术上的进步之处。

2000年下半年，我终于组织好了翻译队伍。经初步翻译、修改、审校几个环节，用了一年多时间，到2001年年底，译稿基本完成。但由于AHA人事变动，以及国内相应机构调整等因素，直至2002年12月这本指南才在香港海洋国际出版社出版。这无疑是与原来计划有很大的出入，我心中不悦。

幸而时任卫生部部长的张文康教授对此重视，为该书写了译序，希望我国学术界能对此指南给予重视，按照规范进行，但总因该译作并未在内地出版，大大影响了它的重要性和发行量，很多读者无法看到全书原貌，使这本学术内涵丰富、科学进展前沿的书，未能发挥其应起的作用。直到今天，大部分读者只能看到的是每五年对原著进行的一些少量修改的小本本，未见全貌，深为可惜。

2000年，从一开头起就过得十分有意义，而且做了不少事情，没有虚度这一年。我是这样记录的。

2000年2月1日，是中国新年春节的大年初一，也是当今世界由20世纪到21世纪的"百年之越"，更是公元1999年跨到公元2000年的"千年跳跃"。我们能生活在这个年代里是十分幸运的，无论是国内还是国外，当今，"世纪回眸"热正火，祈祷新世纪人类和平幸福的钟声在频频敲响。作为终生从事急救医学的我，一个职业的急救医生，自然是十分忙碌的。但我没有时间与精力去评述世纪风云，或者过分地担忧人类昨天的种种不测，那是政治家、哲学家、外交家乃至文学家或者某个领域里专家权威们的事了。像我这样的凡夫俗子，充其量只能在自己专业领域凭借多年的努力提出"一己之见"，竭尽"浑身解数"，在国内外急救学术交流和急救实践中多做点事，发扬承上启下、推动发展的作用。

我在年初参加了《急救国际指南》定稿会，秋天又参加了《急救国际指南》正式发布会，并且将这本"世纪急救指南"予以推广，感到充实，是重责更是重任。至少，从医至今的40年来，在"关爱生命、科学救援"的理念指引下，实践了我的人生观、价值观。一个人，一个有专业的人，尽管任务繁重，道路多艰，内心还是甚得慰藉的。

第二节 《急救国际指南》的精彩之处

一、全球基本上都使用一个标准

我对这本《2000年心肺复苏和心血管急救国际指南》情有独钟。因为我为它耗费了（也是心甘情愿地付出了）大量的精力和时间。我认识到它不仅是急救医生也是整个医学领域里的医护人员行医的一本很重要的指导参考书，同时也包括有志于此、有一定文化科技知识素养的"志愿者"尽可参阅的。

这本指南，我认为有三点值得肯定。

一是肯定了现代CPR发展的历史和科学家早年所做的贡献。正因为有如此厚实的基础，CPR才有今天的发展，而今天的发展既源于"历史"的沉淀，更离不开全球科学家不懈的努力。特别是今天，人类生活、工作的环境特点，危重急症、心脏猝死、意外伤害乃至重大突发群体灾难和疫情，都发生在"医院外"，且多发生在社区，所以，CPR的基本生命支持BLS被高度突出强化了，这是该指南历史性的贡献。

二是客观地，当然也是实事求是地指出：对该指南，美国心脏协会虽然做了大量工作，但它不是美国的，是全世界科学家完成的（我们国人中反而有少数专家认为"是美国的"）。

三是关于急性冠脉综合征的"再灌注时代"的口号和内容十分精彩，是走入21世纪的"千年跨越"。

值得肯定的是，该指南当初规定了每五年进行一次修改，至今已有2005年、2010年、2015年、2020年的四次修改版。总体而言，修改并不多，因为2000年的首版无论理论还是实践都很丰富。很可惜，我国读者大多数没有看到首版。

为了让读者能理解我的心思，事实上，也是帮助读者理解这本面向21世纪的书（该书将会至少维系基本内容50年即半世纪不变！）我将"精彩之处"的笔记近期又予以整理，适当增加了一些新的内容，供大家参考。

二、严谨的科研风格

当代全球公认的在心肺复苏、心血管急救领域中权威的著作《2000年心肺复苏和心血管急救国际指南》的首版首篇的导言《科学共识》中就开宗明义地指出："在现代心肺复苏和心血管急救被推广的40年里……这些抢救方法已挽救了许多心跳、呼吸骤停的生命。复苏后患者的神经系统功能完好、心肺疾病有望治疗，而且能长期的、有活力的、高质量的生存。"

从这段文字中，我们看出了现代心肺复苏只不过才有40年的历史（指从2000年计算）。我们在这篇导言《科学共识》中还读到了以下这段文字：

"1950年，沙法等和爱尔姆（Elam）等阅读一位助产士用口对口通气方法复苏刚出生的婴儿，使他们'再次发现'了这一方法。1958年，沙法等证实爱尔姆等所提出的口对口通气的有效性。1960年，考恩（Kowen Hoven）等发现用力进行胸外挤压可得到相当明显的动脉搏动……现代CPR关键步骤——闭胸挤压和口对口通气产生了。几年后，沙法和考恩通过偶然的谈话，认为同时作胸外心脏挤压与口对口通气是合理的。不久，沙法把这种方法结合起来，目前被称为基本心肺复苏方法。鉴于这种方法十分简单，使它能广为传播：所需要的一切，只是两只手。本方法带来的希望是，在美国和欧洲，每天平均能挽救1000例院外猝死患者。"

这部《急救国际指南》历经8年，由110多个国家、地区的专家辛勤编著的经典的、科学的、权威的指南，重视历史沿革、忠实科学的历程，重要论述言必有据，引用文章皆有出处，每章后都有百余个或更多的参考文献。这种学风、文风是很值得我们学习的。2000年2月当我在达拉斯参加《急救国际指南》稿的终审，和同年9月在圣地亚哥参加学术大会的发布会时，尤其在我被美国心脏协会授权组织、翻译简体中文版时，深深地为编著者们的科学求实精神所感动。整个过程都实事求是，不因有的人已经名扬全球或有的人鲜为人知而有所拔高或贬低。这种学风，真值得效仿。

一个忘掉或轻视自己国家、民族的科学人文历史的人，是不能让人接受的。记得在2004年夏季，由国家安全生产委员会、国家安全生产监督管理局及国际劳工组织在北京联合举办的一次大型高级别安全生产论坛上，我被邀请作关于中国安全生产工作中急救医学的实践和科研教育的大会报告。报告中特别讲到了CPR在中国的历史，从20世纪50年代的俯卧压背、仰卧压胸这类压式人工呼吸，到70年代口对口吹气、胸外心脏挤压的联合使用，以及近年来重视自动体外心脏除颤器的应用，介绍了中国电力部门对电工合格考试中"必须要通过 CPR"，这不仅使国外而且也使国内一些同行惊讶和叹服。

有的人说，CPR 不是近十多年才在中国开始的吗？近十年来才被重视的吗？有的人甚至还拿出了"权威"的心肺复苏专著中的话引证了这个观点，我心中怏怏。那次我在论坛上的演讲，使我国的同行们兴奋、骄傲。为什么我们少数的专家把我国对人生命安全身体健康有益的、早就实施的 CPR 的工作成就，视而不见并往后推了很多年呢？

类似这种情况，如我国的院外急救历史较久，早在 20 世纪 50 年代就已建立专业急救机构——城市急救站，但却偏偏说，我国急救历史很短，还把真正从事院外急救的城市急救站忽略不计，把成立急救中心的时间才算成院外急救历史的开端，令人扼腕。

三、 CPR 到底是什么意思

心肺复苏的英文是 Cardiopulmonary Resuscitation，简写成 CPR。CPR 在西方发达国家可谓是妇孺皆知的名词。当然，也可简称复苏。

心肺复苏（CPR），是急救医学的核心内容，是最重要的急救知识与技能。它是生命垂危，心脏、呼吸骤停时，所采取的行之有效的急救措施。也就是说，对即将或刚刚骤停的呼吸、心跳的恢复的一种"救命技术"。

从现代医学的科学观而言，心肺复苏，在 20 世纪 60 年代以前在现场基本不存在。因为呼吸心跳骤停往往因麻醉过深等医疗意外事故发生在手术台上。在医院外的环境，如家庭、公共场所，一旦发生呼吸心跳骤停，现场人员无从下手，只有等医生来后再行处理，而医生到达现场后也是束手无策，因为抢救时机丧失殆尽。

　　CPR 是 20 世纪 60 年代后在医学领域里学术提高、发展及社会普及得最为成功的学科之一。在 20 世纪末的美国，普及培训已达 7000 万人次。我国近 30 多年来，在 CPR 的学术及普及上也有了很大进步。

　　要明确，CPR 是对突然发生循环呼吸骤停患者的有效急救技术，因此也应该理解为"猝死"，才需要复苏。

　　寿终正寝的"生理死亡"或称"老死"，以及"病入膏肓"的慢性病后期不治之症的濒死，用"心肺复苏"或"复苏"这一观念是不确切的。从科学的定义出发，从生物学的自然法则论述，"生老病死"是自然规律，人死是不可复苏的，即人死不能复活。

　　因为突发疾病，如心脏急症的严重心律失常突然引起循环骤停，如气管异物使通路堵塞呼吸骤停等，人体的功能并未到达"山穷水尽"，如果此时抓住抢救时机，对处在濒死阶段，呼吸、心跳即将停止或刚刚停止；处在临床死亡阶段（俗称"假死状态"），而并未进入生物学死亡阶段（即"真死状态"）的患者，挽救其生命（即"复苏"），既是可能的也是必须的。人的生命应该得到呵护、尊重。

　　认识心肺复苏的"庐山真面目"，它是针对心脏呼吸骤停最有效的现场抢救技术。它"在美国和欧洲，每天平均能挽救 1000 例院外猝死患者"。因此被称为当代"世界第一救命技术"。随着《健康中国行动（2019—2030 年）》在我国的全面展开，14 亿人口的中国，在救死扶伤发扬人道的人文精神和科学施救技术普及下，猝死抢救的成功率必将如雨后春笋般地破土向上生长。

第三节　重现生命辉煌的 CPR 及其哲学观

一、CPR 的"C"，即心脏挤压，如同拨动刚停下的钟摆

现在，我们来剖析一下 CPR 的三个英文字母。CPR 的"C"，即心脏复苏，如同拨动刚停下的钟摆。C，心脏复苏，是体外心脏挤压术的有关知识和心脏复苏的方法。

先来熟悉一下血液循环的基本知识，这样有助于掌握操作时的"理论基础"。

血液循环系统指的是心血管系统。心血管系统由心脏、动脉、毛细血管及静脉组成。心脏由肌肉组成，是一个肌肉泵，是血液流动的动力泵，是我们人体的"生命发动机"！它从人只有两三个星期大的胚胎时就开始永不疲倦、永不停息地跳动着，直到人生终结。心脏每次收缩将血液输送到全身。从心室被搏动出去的血流向主动脉、动脉。全身的动脉（除外肺动脉）内的血液含氧量高，呈鲜红色。动脉又分大、中、小动脉，管壁均为平滑肌纤维，收缩力较强，可以协助心脏将血液一浪接一浪地输送至各处的毛细血管网。

静脉收集来自全身各处大量毛细血管网的血液，然后送回心脏。静脉也分大、中、小静脉。静脉血液（除外肺静脉）含二氧化碳较多，呈暗红色。有的静脉血管（如下腔静脉）内有防止血液逆流的静脉瓣。毛细血管位于动、静脉之间，沟通动、静脉的血流。毛细血管的管径最小，

壁最薄，遍布全身，是微循环的主要组成部分，也是血液与体内进行物质交换的场所。

心脏不停地跳动，需要能源，这能源就来自心脏的血循环供应，称为冠状循环。心脏本身的血液供应来自升主动脉的第一对分支，分别叫做左、右冠状动脉。心循环的静脉血，来源于心肌层静脉网，其中绝大部分汇成一条大的静脉——冠状窦，再返回右心房。

从左、右冠状动脉的位置，可以清楚地看到，这种"近水楼台"，使心脏首先保证自己本身氧气和营养的充分供应。左心室排出的血液是氧含量最高的新鲜血液，排到升主动脉后，首先供应给冠状动脉，从而保证了心脏得天独厚的地位，这也是实际的需要，绝非"多吃多占"。

冠状循环的静脉系统由表浅和深部两层构成，主要是由心大静脉、心中静脉、心小静脉组成。

心脏是人体的重要脏器。在漫长的生命演化中，它具备了非常雄厚的抗病潜力。在心脏的心肌壁内，有广泛的血管吻合，形成一个密切相关的血管网，也叫侧支循环。一旦冠状循环系统中某处发生障碍时，侧支循环可以替代被阻塞血管的功能，这就是"另辟蹊径"了。

在冠状循环系统中，普遍存在吻合，这已被事实证明。根据这个理论，在临床上，冠状动脉的某支堵塞后，可采取外科手术，人工建立侧支循环。在血管狭窄处或堵塞处与大动脉间，重新搭起一座血管桥，保证该处心肌血液的供应。这一手术的成功可以挽救不少冠心病患者的生命。

那么，什么情况下才要做心脏挤压呢？换句话说，出现了什么样的"指标"，就要实施心脏挤压呢？

患者心跳不规律，出现频繁的"早搏"（期前收缩）；突然摸不到脉搏；用耳朵贴在胸壁上或用听诊器听诊，心音消失；患者迅速陷入昏迷，嘴唇发绀。这些说明患者多已陷入心室纤颤状态。如用心电图机检查，则显示心室纤颤图形。随后，心脏完全停顿，心电图呈一直线。

通常在进行心脏挤压前，先做胸部叩击。救护人员手握成一"空心拳头"叩击胸部正中处 2 次，然后听诊有无心跳，如无，可再用力叩击 2 次。这种叩击方法像用自动体外除颤器 AED 作用，具有"机械除颤"功能，有可能将心室纤颤除掉而恢复正常心律，使患者得救。如叩击二次无效，不要再重复，以免延误时间，应立即实施胸外心脏挤压，同时等待 AED 的到来。

我在这里必须反复强调"胸部叩击"，我以前写的科普文章称之为"伸向患者的拳头"就是这个意思，是救人的拳头，而不是打架斗殴的拳头。现在不少人，包括我们的医务人员却不提胸部叩击，只是一味地想到 AED。

现在，我们就来介绍胸外心脏挤压的操作（又叫心脏按压）。这是十分重要的，读者务必阅读几遍，要弄明白、搞清楚，不可一知半解，似懂非懂。这可是"起死回生"之术呀！

关于心脏挤压的部位。由于过去国外不少书刊介绍胸外心脏挤压的部位是在胸骨中下 1/3 交界处，故国内书刊以此为据均作此介绍。在抢救现场，不但手掌根部的按压范围很难拘泥于此，而且也很难认准胸骨下 1/3 处。所以，弄准心脏挤压的部位在真正的抢救中成为一个很大的难题。部位不正确，怎么能有效地挤压心脏维持血液循环呢？不真正在"一线"作抢救的人，仅仅是作教育培训、演讲做报告的人，是体会不到挤压部位给我们带来的难处的。我把"定挤压部位"视为"第一个拦路虎"。

20 世纪 70 年代中期，我与当时水利电力部农电局的科技人员对六省二市进行过调研。我发现，在电工做心脏挤压时，他们对"确认心脏挤压部位"有简易的办法，不是按照书本上所讲的方法确定在胸骨的 1/3 处，而是确定在心脏的下半部分，即胸骨下 1/2 处。这正好符合我多年来观察和研究证明有效的挤压心脏部位，应该是下半段胸骨，下半段与胸骨 1/3 处毫无矛盾，而且更简便易行。

测量的方法是，用中指对准颈下凹陷处（相当于针灸部位的"天突"穴），掌根处正巧是需要挤压的部位。最后，我们形成了"中指对凹膛，当胸一手掌"的测量方法，明确提出了挤压胸骨下 1/2 处的操作要求。这个方法，为全国电力部门广泛采用并在全国真正实施 CPR 培训和实际抢救操作。

此后，我无论在论著、科普作品、培训教材中，还是在作报告时，对此简易实效的方法广为介绍，并且在 1987 年我主编的《冠心病急救与监护》（天津科学技术出版社）中详细地作了介绍。但是，这个方法却不为一些人所接受。尤其前些年他们更是拿一些权威书刊对我讲，应该挤压胸骨下 1/3 处，并不厌其烦地用约 300 字的一大段文字来讲如何认定这个部位。我说，这现实吗？我为此"苦口婆心"或"顽固坚持"就因为"中指对凹膛，当胸一手掌"确认 1/2 处太方便了，两三秒钟即能完成。时间就是生命，这对抢救的意义太大了！

无奈中，我只有"内销转出口"了！美国权威专家及专业学术杂志的编辑赞成我的意见，就连现在风靡全球的《2000 年心肺复苏和心血管急救国际指南》，也认定挤压胸骨下 1/2 处。于是，国内书刊也迅速跟上，也均"齐步走"！现在，此手法已为国际急救界认同，并在《2005 年心肺复苏和心血管急救国际指南》被进一步确定。

关于患者的体位确定似乎很简单。胸外心脏挤压时患者取仰卧体位，平卧于硬处，但现实抢救中并不是像设想的那样简单。大多数急性心肌梗死甚至猝死者可能处于沙发、软床、棕绳床等"软处着落"，而在紧急情况下，人们往往忘了这时的"软着落"非但不是好事，而且无济于事。因为在这个背靠下挤压是无效的。急救时，患者的背部必须靠在平整的硬木板或地面上！

实施胸外心脏挤压的强度要足以使胸骨下陷3～5厘米。不过，挤压时，也要防止挤压过度造成胸骨骨折、肋骨骨折、肝脾破裂、心脏损伤等。同时，挤压的强度也涉及挤压的动作节奏。在向下压时，应有一定的冲击性，然后放松。此时，手掌掌根不应离开胸部，以保持挤压部位的准确和动作的连续性。

挤压速度：《急救国际指南》定为每分钟100次。

二、 CPR 的"P"，即呼吸复苏，如同吹进生命的春风

CPR 中的 P，即"呼吸（肺）复苏"，是口对口吹气的有关知识和开放气道、吹气的方法。

呼吸对生命之重要，与上文讲到的心脏对生命之重要具有同样的意义，对此无须我来赘述了。

我们先来复习一下有关呼吸的生理常识，然后再介绍做口对口吹气的人工呼吸。

人体对氧气的需求量很高，尤其是娇嫩的脑组织、勤劳的心肌，如果呼吸停止，氧气的供应即告中断。身体里是没有氧气"仓库"的。这就是说，机体没有能力贮备氧气。所以，呼吸停止，血液循环中断，脑内的剩余氧只够脑细胞用10秒钟，心脏的剩余氧仅够心脏跳动几次。呼吸停止，生命岌岌可危。在常温下，氧供应中断超过4～6分钟，脑细胞会受到损伤；超过10分钟，受损得几乎不可恢复。因此，呼吸停止十几分钟

（其间没有做人工呼吸）而被"救活"，几乎是"天方夜谭"了。

先来认识一下呼吸系统。鼻腔（包括口腔）是呼吸系统的大门，往下是咽喉。咽喉是气管和食管的岔路口，气体和食物在此分道扬镳，各奔前程。再向下是气管、支气管、细支气管。支气管连同无数细微的分支，就像一棵大树的两个大树枝，经过几级分支到末端为肺泡。肺泡如同片片树叶。所以，气管像一棵倒置的枝叶繁茂的参天大树，因而在医学上赢得了"气管树"的雅称。

肺泡，是无数个像葡萄一样的空泡，组成了肺脏。据生理学家估计，在两侧的肺里约有7.5亿个肺泡，如果把它们摊开来的话，总面积有130多平方米，几乎可供一架小型直升救护机起落。

这么大面积，这么多肺泡，每个肺泡与细微的支气管相通，是直接进行气体交换的广阔天地。肺泡与肺泡之间有丰富的毛细血管，肺泡壁与毛细血管紧密相接，壁上有微小的孔隙使气体交换来去自由。进入肺脏的氧气，由肺泡入毛细血管；组织细胞呼出的二氧化碳，从毛细血管到达肺泡。

呼吸活动，概括而言是：吸入氧气，呼出二氧化碳，我们称之为"吐故纳新"吧。肺脏经过"吐故纳新"后，血液携带着新鲜氧气流遍全身，供应细胞的需求，进行极其重要的生命活动。

口对口吹气前的准备是开放气道。因为气道是维持呼吸道畅通，气体自由出入的保障。如果呼吸通道被堵住，气道没有开放，"口对口吹气"就无从谈起。读者务必注意、务必重视此点！我在急救抢救中，经常见到现场的人，因为"救人心切"，不作"开放气道"，只是一劲地吹气，实际上空气根本无法进出，不仅徒劳无益，反而丧失了救命的宝贵时机。

开放气道的方法是：解开患者的领带、衣扣，使患者头部后仰，这样使气道在一条水平线上，易吹进气去。同时，迅速清除患者口鼻内的污泥、土块、痰、涕、呕吐物等异物，使呼吸道通畅。必要时用嘴吸出阻塞的痰和异物。

口对口吹气方法。吹气方法是在保持气道开放的前提下，救护人深吸一口气用压额之手的拇指、食指捏住患者的鼻孔，双唇将患者嘴部包严，再进行口对口吹气；每吹进一次气后，放开捏鼻孔之手，使其将气呼出。同时，救护人侧转头，吸入新鲜空气，并观察胸部起伏，再进行第二次吹气。对婴幼儿则要采取口对口（鼻）吹气。救护者吹气力量的大小依患者的具体情况而定（身强力壮、瘦小、未成年人、婴幼儿等）。一般以吹气后患者胸廓略有起伏为宜（生理数据为70～100毫升）。如吹气后，不见胸廓起伏，则可能是吹气力量太小，或呼吸道有阻塞，应立即采取相应的措施纠正。

吹气时，也可在唇齿间覆盖一块干净纱布。有条件者，应用简易呼吸口罩，或口对口吹气呼吸面膜，或"S"通气管等，避免与患者的嘴直接接触。

吹气与挤压两者必须协调且同时进行。传统的吹气是每分钟10～12次。《急救国际指南》指出，心脏挤压频率为每分钟100～110次，挤压深度为5～6厘米，吹气频率为每分钟2～5次。根据我国的急救经验，以及中国人及亚洲人的体魄、胸部等因素，我国专家与国际权威专家研讨后认为，心脏挤压每分钟100次，挤压深度3～5厘米，口对口吹气每分钟2～5次是正确、规范的。

三、"思维着的精神，是地球上最美丽的鲜花"

心肺复苏（CPR）不是对任何一个濒死者都要进行的。CPR的实施与停止，以及造成"植物人"等一系列问题，涉及哲学观和伦理学的一些讨论,所以我在这里与读者交流是必要和有意义的。

是不是见到呼吸、心跳停止的患者都要做 CPR?这是很现实的问题,而且目前存在一个误区,似乎都得做。我的回答是明确地说:不!也许有的读者认为我的回答出乎他们的意料。

"对多数人而言,他(她)自身的最后一次呼吸、心跳,也就是他(她)的最后一次呼吸、心跳。"这是我本人,也是与国际上从事 CPR 的专家们(当然包括被誉为"急救之父"、CPR 创始人的彼得·沙法)一致的意见。

这个"多数人"是什么人呢?是指"寿终正寝"的人,或者说是生理死亡即俗称"老死"的人。例如,有的人长期疾病缠身,慢性病至最后心力衰竭的人;有的身患不治之症——癌症晚期,最后进入濒死阶段,心跳呼吸很快停止。请注意,我在这里用的是"呼吸、心跳停止"而不是"骤停"。

一个人因急性疾病或突发事件导致血液循环突然停止了,也意味着人处于濒临死亡或者死亡状态。血液循环的进行,是对人体组织细胞提供氧气、养料的过程。如果能够很快地采取急救措施,使停止的含氧血液循环重新恢复,意味着对组织细胞的氧气、养料提供不予中断,那么,就能阻止死亡的进展,就有可能让生命得以重新恢复。只要不是那种生理功能已经衰竭的人,只要不是那种患有不治之症或长期慢性疾病陷入"山穷水尽"的患者,只要不是那种危重急症、意外伤害导致的脏器功能衰竭或致命性的外伤、大出血等导致机体无法承受者。

突发的疫情、突发急病,导致呼吸心跳骤停,而身体本身的状况和机能还属基本正常的,在几分钟、十多分钟内,用人工方法促使心脏重新启动维持血液循环,肺脏重新启动呼吸将氧气吸入体内送到血液中,含氧的血液在周身流动，去浇灌组织细胞尤其是脑细胞，那么，阻止死亡进展，恢复即将失去的生命，应该说，既是可能的，也是必须的。

那么，对这些患者就应该立即做 CPR，有条件者进行人工体外除颤。那么，CPR 做多久呢？或者说，谁有权发出关于心肺复苏停止的决定？不同国家有不同的情况。一般而言，在医院，终止 CPR 取决于主治医生；在院外，取决于专业急救人员。

《急救国际指南》提出的终止 CPR 标准是，已连续进行了 30 分钟的高级生命支持后，患者仍无自主循环恢复，则可以停止复苏。然而，在某些情况下也可适当延长，如药物过量和心脏骤停前有严重的低体温（如溺入寒冷水中）等情况。

对于新生儿，如果 15 分钟后自主循环仍未恢复，可以停止复苏。经过积极复苏 10 分钟及以上仍无反应时，则预示着结果极差，存活或无后遗症的可能性很小。

我们认为，CPR 的真谛不仅是生理指标显示所谓的"救活了"，同时也应恢复其生命的真正价值。

随着心肺复苏，尤其是自动体外除颤器在现场的广泛使用，不少猝死患者被阻止了死亡进程，挽救了生命，重新回到社会，继续发挥他们的才华智慧，让生命重现辉煌！

但是，我们也应该看到心肺复苏成功病例的另一侧面：有的患者虽被救活了，但却丧失了生活自理能力，更谈不上为社会服务。有的则毫无意识，终年卧床，仅靠输液、鼻饲延续生命，通常称之为"植物人"或"植物状态"。心肺复苏的目的，是将猝死者从濒死或处于临床死亡（假死）状态的患者挽救回来，使其重新恢复生活能力，至少达到生活自理。

在这里，有必要解释一下"起死回生"的定义。人死，是不能复生的，这是自然规律。我们说的"死"，是指患者虽已心跳、呼吸停止，但还未进入真正的死亡状态（生物学死亡）。在心跳、呼吸骤停瞬间，以及随后延续的数分钟，甚至10分钟左右的时间（常温下），患者处于临床死亡状态，如果抓住这迫在眉睫的"一线生机"，我们必须争分夺秒，每个动作正确有效，是有可能挽救濒死患者的生命的。

由于心肺复苏实施时间较晚、措施不得力等原因，致使部分患者生命虽得到延续，却由于娇嫩的脑细胞损伤过重、过多而无法修复时，就出现了患者虽然有呼吸、心跳等生命基本生理特征，却没有思维、意识，失去了一个正常人生活最基本的条件。酷似活人，实已死去，失去了生命存在的基本价值。这是一种令人痛心的结局。

心肺复苏的医学创始人彼得·沙法教授曾多次（口头、书面）对我说道："人类约有1/4的死亡发生于老年或衰老之前，并无不治之症，这代表着复苏成功的可能性。目标必须是有思想与心理活动的存活，才能保证有质量的生活。"

进行心肺复苏的目的，绝不是多造成一个"植物人"，而是让患者重新回到社会，投入工作学习，至少也能恢复基本的思维和生活能力。这就是近半世纪来，医学家们努力奋斗和研究的重点——脑复苏，从心肺复苏到强调心肺脑复苏（CPR → CPCR）。

所谓"脑复苏"，就是尽量减轻脑细胞的损伤。即使因缺氧造成了脑细胞损伤，也期望这些损伤是可以修复和"逆转的"，最后恢复脑功能。为达到这一目的，须及时进行CPR-D，使脑细胞缺氧时间尽量缩短，同时尽量减少脑细胞对氧气的消耗，增强脑细胞对缺氧的耐受能力。在临床上，有效地使用低温及脑组织脱水等方法是有一定功效的。

在现实生活和工作中，能够做到的就是最大限度地普及规范的心肺复苏的急救知识和技能。在公共场所及巡警车、消防车上甚至高危病患者（心脏病）家中，需要配备自动体外除颤器（AED）。一旦发生，尽快进行心肺复苏。没有这方面知识技能的现场人员，在呼救时可通过呼救电话，得到心肺复苏的医学指导实施即刻抢救。

与此同时，十分重要的是，城市、社区一定要形成有效的急救网络，缩短急救半径。也就是呼救后4~7分钟，一般不超过10分钟专业急救人员要迅速赶到现场。这样，从而在"第一目击者"急救基础上，对患者进行包括心脏除颤在内的心肺复苏，实施保护脑细胞的一系列医学处理（把头部置于冰袋中），给脑复苏打下良好基础。

真正心肺复苏的成功，不仅是生命的生理指标的出现，同时也应该是人的思维的恢复。正如恩格斯的名言："思维着的精神，是地球上最美丽的鲜花！"

第四节　海姆立克急救法创立者的中国情结

一、海姆立克医生与白求恩大夫

在《2000年心肺复苏和心血管急救国际指南》一书中，还以显著的篇幅介绍了一种重要的急救方法——海姆立克腹部冲击法（The HeimLich Maneuver）。该法对完全性的气道梗阻（FBAO）急症十分有效。读者也许对这个急症不甚明了，如果用一个通俗名词——"气管异物"（或气道异物），你马上释然了。

第五章　《2000年心肺复苏和心血管急救国际指南》

几十年前，气管异物多见于幼儿。两三岁正在牙牙学语之时的幼儿，吞咽功能不健全、不完善，此种急症容易发生。但自20世纪70年代以来，尤其随着人口老龄化，气管异物的发生扶摇直上，引起社会和公众的普遍关注。亨利·海姆立克医生创立了"海姆立克腹部冲击法"，能在现场，在发生呼吸骤停的危急时刻，瞬间发挥救命的作用。

今天的"笔记"，不仅给读者介绍这个急救方法，还要先讲述这位医生对中国的特殊情结。

2016年12月17日，气管异物急救法的创立者、美国学者亨利·海姆立克（Henry J. Heimlich）教授去世，享年96岁。这位长逝的著名医学专家，与13年前远去的麻醉学科及心肺复苏创立者彼得·沙法教授齐名。他们是现代急救医学领域里两位杰出的科学大师，也是将高深的医学科学学术面向社会普及得极好的科普楷模，被誉为世界上救人最多的两位医生。特别值得一提的是，他们都对中国急救事业的发展倾注了心血，是我的良师益友。

国人对亨利·海姆立克医生的知晓多是在"海姆立克腹部冲击法"的创立者这个层面，而对他本人对中国的特殊情结，在中国推广这项急救法而作出的努力，以及人格魅力、科学精神却鲜有了解。作为晚辈的我，有责任著文缅怀和介绍他。因此，当他去世后，我立即在《中国急救复苏与灾害医学杂志》2017年第1期著文，介绍了这位值得中国医生与中国人民学习、纪念的白求恩式的好医生。

早在1997年，我的《第一目击者——一个急救医生的手记》出版后，应《人民日报》（海外版）之约，自1998年元月后，由我撰写关于急救理念、心肺复苏等内容的文章，每周一篇，以连载形式辟专栏陆续刊登。几个月后的一天上午，一位陌生的华先生给我打来电话，说他刚从美国回来，他的兄长托他找我谈谈关于普及急救医学知识的事。我当即表示欢迎，请他当天下午到北京急救中心我的办公室见面。

华先生个子不高，长相忠厚，首先作了自我介绍。他是建筑方面的工程师，刚从美国探亲回来。然后，他直入主题：他的哥哥叫华宏顺，是医生，在美国常看《人民日版》（海外版），对我的《第一目击者》不仅感兴趣，而且因工作关系担任海姆立克研究所所长海姆立克教授的助手，所以将我的文章介绍给海姆立克教授。海姆立克非常高兴中国有这样的医生，不仅专业急救而且热心普及。就这样，华医生让探亲的弟弟到北京后马上来找我这位李大夫，希望建立学术联系，并且托他弟弟带来了研究所的一些书和资料送我。

这对我当然是个好消息，何况我是个性情中人，立即表态，建立联系，并且将我的《第一目击者——一个急救医生的手记》等有关急救书籍、资料请华先生转寄至美国。不久，我与华宏顺医生开始了电话联系，并且与海姆立克教授也有了书信往来。此间，了解到海姆立克腹部冲击法前期在中国准备普及时遇到过一些不甚愉快的事。但我与华医生都认为，在中国有越来越多的医生、护士及公众，对普及海姆立克腹部冲击法热情很高，所以对该腹部冲击法的普及要尽快启动。

当时，我在北京急救中心主管业务，也负责全国院外急救体系（即通称的"120"）的学术活动等工作，加上我的诚恳表态和具体意见，感动了海姆立克教授、华宏顺医生，打消了他们的一些顾虑。很快，我们将海姆立克腹部冲击法普及工作推进到实质性的阶段的第一步。首先，由我及中国院外急救组织邀请海姆立克教授及华宏顺尽快来华。亨利·海姆立克教授得知后十分高兴。他对华宏顺讲，李大夫的工作效率太高了，他几乎有点不敢相信他会这么快就被应邀出席中国急救学术会议。为什么他为此十分激动呢？因他对中国还有一个特殊的情结。

在中国，中年以上的人，我想没有一个不会不知道诺尔曼·白求恩大夫的事迹。毛泽东主席撰文《纪念白求恩》，在"文化大革命"期间，更是作为"老三篇"中的一篇，大家必读乃至能背诵全文的也大有人在。同样也是在第二次世界大战期间，中国全面爆发抗战后，美国外科医生亨利·海姆立克不远万里来到中国，帮助中国人民进行抗日战争。

他与白求恩大夫一样也是来到华北战场，但被分配在国民党傅作义将军的部队，为我国的抗日医疗救护工作做出了贡献，受到军民的赞扬。中华人民共和国成立后，我国政府及有关部门邀请他来华。他欣然接受邀请于1984年来到中国，受到我国有关部门领导人的接见。他做出的贡献得到了我国卫生部的表彰。

当时，作为一位血气方刚的反法西斯战士、年轻的外科医生，在硝烟弥漫的抗日战场，与中国军民浴血奋斗的海姆立克，很希望在全球已普遍采用的海姆立克腹部冲击法能在中国得到普及。他把中国视为他的"第二故乡"，何况中国是世界上人口最多的国家，而且会很快步入老龄化社会。这种急救法对老年人的急救更重要。想到能为中国人民的健康继续做出贡献，他感到无比欣慰。

二、老龄化社会的老人容易发生气道异物

为什么老龄化社会与海姆立克腹部冲击法有更重要的情缘呢？

在餐桌上的"狼吞虎咽""高谈阔论"，吞食大块咀嚼不好的食物容易发生通常说的"噎食"，即食物误入"歧路"进到气管发生气管异物的情况。这种情况在20世纪70年代后日益增多。在美国早年的报道中提到，这种餐桌上的危机扑朔迷离，突然发病，迅速加重，甚至很快死亡。

曾有文献报道，那时在饭馆进食时发生的气道异物，被误诊为心脏病发作，从而提出了"饭馆冠心病"这一名词。当然，不久就弄清楚那是气道异物导致的，肉类食物是最常见的导致气道梗阻的原因。

在我们常人的意识中，气道异物多发生在刚刚学会走路、牙牙学语的2~4岁的幼童。此年龄段的幼童，气道与食道交叉处的会厌软骨发育不成熟，功能不健全，当孩子口中含物说话、哭笑、打闹时，很容易将口含物吸入气道引起阻塞，导致窒息，严重者迅速致死。最常见的食品是小孩爱吃的花生米、黄豆等，现在则更多见于果冻等时髦食品了。而果冻这类异物在处置上，远比花生米等更困难，几乎像"软木塞"似地嵌在气道里。

时代在前进，随着人口老龄化、物质生活的改善、饮食结构的变化，老年人的气管异物发生率也明显增多，且大大超过了儿童。在20世纪70年代，气管异物成为美国排名第六位的意外致死原因，每年约有4000人死于此意外。儿童占1/4，其余则是中老年人。因为老年人咀嚼功能的减弱，在吃排骨、鸡块等硬质食物时，容易使食物不走食道到气道（图5.1）。我国尚未见到确切的数据报道，但发生情况也应该与此相似。

20世纪70年代，勤于专业、善于思考的亨利·海姆立克认为，心肺复苏解决不了这个气道异物的急救，那只有"另辟蹊径"了。他注意到人的肺部存有一定数量的气体，但并不直接参加气体交换。如何使它发挥"余热"，运动起来形成一股有力的、有方向性的急速气流，长驱直入到气管，似大兵压境、冲击性地前进，就有可能将堵塞在气管内的异物被"驱逐出境"。

1974年，他在狗身上成功地进行了实验，随后在学术杂志、各种媒体上不遗余力地撰文介绍。加上有好心的记者采访、推荐，他的成果热

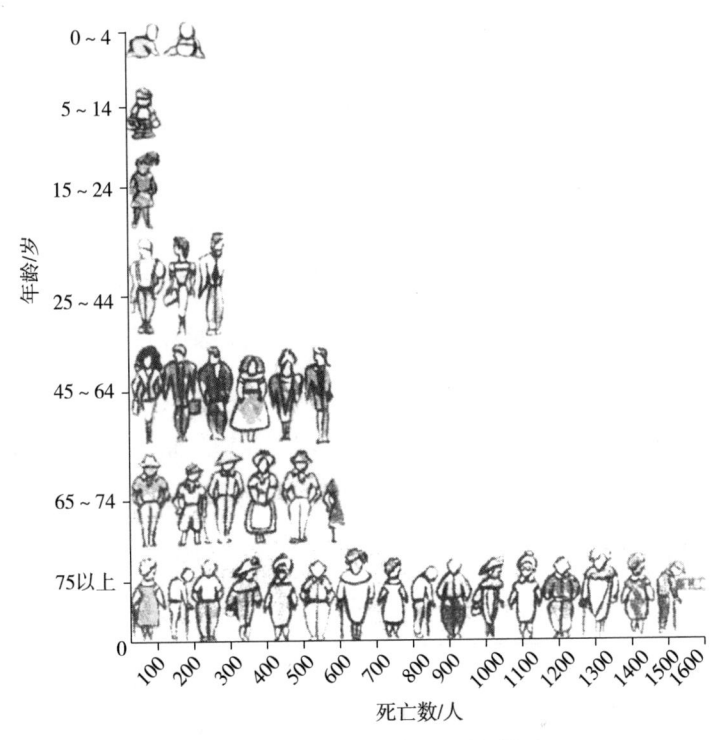

图 5.1　不同年龄因气管异物致死情况

闹了一阵，可惜当时医学界对此十分冷淡，社会反响也不热烈，并未引起人们关注。

　　事有凑巧。不久，有一位老年妇人在进餐时被鸡块卡住了喉部，呼吸困难，不能言语，无法拨打电话呼叫"911"（美国的急救电话号码）。情急之下，她艰难地走出房间，使劲地敲了隔壁邻居的房门。那位70岁的邻居老人，刚在报上读过海姆立克急救法，便立即对她采用了腹部冲击法急救，真是"手到病除"。在房间里，在冲击下，异物噗地由气管向外排出，患者马上化险为夷呼吸通畅。不久，又有一位6岁儿童应用此法，成功地抢救了一位与他一起玩耍时发生气管异物而岌岌可危的5岁儿童。

美国媒体被这些新闻激动了起来，广为宣传，反响热烈，曾被冷落的海姆立克腹部冲击法迅速得以推广。现在，在《急救国际指南》中专文介绍，全球都将它的方法视为在现场清除气管异物最好的急救方法。

海姆立克急救法操作简便易行，无论站位、卧位均可。救护人站在患者身后，两手将其腰搂住，一手握拳，拇指一侧抵住其上腹部、肚脐稍上处；另一手压住握拳之手，由其上腹部快速向内上方冲击性地挤压。此时，患者嘴应张开，按此方法做若干次挤压，使异物被压出。如患者坐位，则救护人站在座椅后方，用相同方法见图5.2。

海氏急救法的成功实践，美国书报杂志竞相登载，影视媒体热情介绍，使这种方法在国内外得到广泛传播。从1975年到20世纪末，据不完全统计，在美国已成功抢救了2万余人。

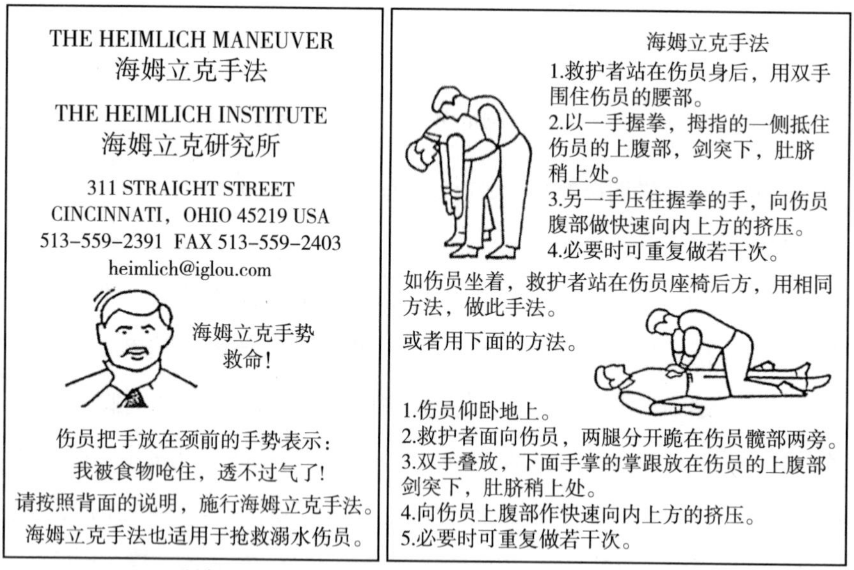

正面	背面
THE HEIMLICH MANEUVER 海姆立克手法 THE HEIMLICH INSTITUTE 海姆立克研究所 311 STRAIGHT STREET CINCINNATI, OHIO 45219 USA 513–559–2391 FAX 513–559–2403 heimlich@iglou.com 海姆立克手势救命！ 伤员把手放在颈前的手势表示：我被食物呛住，透不过气了！请按照背面的说明，施行海姆立克手法。海姆立克手法也适用于抢救溺水伤员。	海姆立克手法 1.救护者站在伤员身后，用双手围住伤员的腰部。 2.以一手握拳，拇指的一侧抵住伤员的上腹部，剑突下，肚脐稍上处。 3.另一手压住握拳的手，向伤员腹部做快速向内上方的挤压。 4.必要时可重复做若干次。 如伤员坐着，救护者站在伤员座椅后方，用相同方法，做此手法。 或者用下面的方法。 1.伤员仰卧地上。 2.救护者面向伤员，两腿分开跪在伤员髋部两旁。 3.双手叠放，下面手掌的掌跟放在伤员的上腹部剑突下，肚脐稍上处。 4.向伤员上腹部作快速向内上方的挤压。 5.必要时可重复做若干次。

图 5.2 海姆立克手法（海姆立克研究所专为本书作者、中国读者制的文图，1988年）

三、 科学的精神是前进不却步，无功利

海姆立克将中国视为他的第二故乡，对中国的专家学者尤其是从事急救医学专业的同行更是十分友好、真诚。他是多么热情地要将海氏急救法介绍给中国的公众，是多么希望与中国急救界同行建立合作关系，发展他在第二次世界大战来华时与我们建立的情谊。

我与他建立了联系，向他发出了来华的邀请。他愉快地接受了邀请，告诉我他的助手华医生陪他前来并立即作充分的准备。此时，我进一步理解了只有这样的科学家，才能在战争时期不顾个人安危、不计名利来到中国帮助我们抗日；理解了毛主席在《纪念白求恩》中所说的毫不利己、专门利人的国际主义精神。

在学术上，海姆立克还将海氏气管异物急救法扩展到对淹溺处置中的最早环节——控水，突出了救治淹溺垂危者的某些知识、方法。因为无论是美国还是中国，淹溺是常见的意外伤害事故，而且抢救成功率很低，重要的原因之一是忽视了早期现场的控水问题。

海姆立克为使中国公众便于准确阅读、掌握海氏急救法，与其助手华医生一起编写了针对中国公众的《用海姆立克手法抢救异物引起的窒息》图文并茂的中文小册子，还想到了用中文配图做成简单明了、随身携带的小卡片。他还用实际案例、科学图解的影视手段来为中国公众普及急救知识，制作了中文解说的短小精悍、形象逼真的电视短片。他这一系列作为使我领悟了做医生、当专家的科学精神，前进不却步，无功利。他所做的这一切，包括所有的制作等都是由他自费的。

后来，由于健康原因，尤其膝关节不好，医生不允许他远涉重洋。他再三电话、书面向我表示歉意。1988年夏天，他只好委派华宏顺医生

代表他参会，并且事先作好了大会致辞的录音等。华医生代表亨利·海姆立克教授在开幕式上致辞、做学术报告，播放有关录音、录像，赠送海氏急救法的文图、录像资料。当时，会场一片肃静，大家聚精会神地听他讲述。这是一位在烽火连天、硝烟弥漫，在中华民族生死存亡紧要关头，在枪林弹雨的战场上，不顾自己生命危安，为中华儿女、英勇将士执刀手术、清创救治的医生。半个多世纪后，他又为我们的急救医学、科普事业继续做出贡献。这就是大师的人格风采和闪光的精神。

第六章 Chapter 6
「起死回生」的自动体外除颤器 AED

第一节　与时俱进的自动体外除颤器 AED

一、夏威夷，火山下的生机

20世纪90年代初，我时而在银装素裹厚厚白雪覆盖的犹他州立大学，时而在鸟语花香、绿草如茵的檀香山的夏威夷州立大学，时而又奔波到邻近大西洋东部的匹兹堡大学沙法的复苏研究中心，以及南方的休斯敦医学中心……研修急救急诊、心肺复苏和灾害医学。

我在远离美国本土的、南太平洋群岛波利尼西亚民族体系的夏威夷州首府时，对此思考得最多、也最深。即使在银色洁净的细沙海滩、风景如画的旅游胜地，每晚照常有一个多小时的散步，作为我生活中仅有的"体育锻炼项目"。在这散步中，我的"功课"是回顾这一天的工作和学习情况，以及考虑明天要做的事。我在这里系统进修了急救医学（EMS），对急救医助（EMA）、急救技士（EMT）的职责及课程有了清晰的认知，而且还与急救经历、经验十分丰富的勃克洛，我们叫他斯凯普（Skip）作过多次深入的讨论。

斯凯普是一位繁忙至极的急救医生、美国 EMS 的领导人。他用难得的休假时间帮助我学习 EMS。作为夏威夷大学及 KC 学院急救系的主任，他既是我的导师，也是我的好友。结合中国的急救（他到过中国多次），他提出了系统 EMS 教学和培训计划。在专业上，我们经常讨论 CPR 及

AED。CPR在美国已算是全民普及了，连刚懂事的小孩子遇到紧急情况也会拨打"911"。可以说，美国的城市社区的急救医疗服务系统已基本健全，但"猝死"的抢救成功率徘徊在10%，似乎已经到了一个"极限"，遇到了一个难以逾越的"门槛"。

到夏威夷州首府檀香山不久，我又到了该州最大的陆地也是最大的岛——夏威夷岛。那是"活火山"的地方。我曾几何时就想到这里。夏威夷岛，就在几个月前，刚发生了一次小型的火山爆发。我去时，那里还在冒着尚未释放尽的缕缕青烟，空气中弥漫着尚未完全消失的浓浓呛人的气味。从远处火山爆发的中心区流下来一股股厚厚的似柏油样的岩浆已经冷却、凝固，好似在路面上铺着有5～6厘米厚的"沥青"。在这灼热烫脚的焦土上，可以想见当时滚烫的火山岩浆是如何发疯似地、势不可挡地冲下来，无情地吞噬、毁坏了树木花草、道路设施。

但是，我在附近、在发烫的还冒丝丝青烟的焦土旁，意外地发现了刚刚长出的青草和像是昨日才吐出的花蕊。虽是在焦黄的沙砾中、散发着呛鼻的空气里，那一点点鹅黄色淡淡的绿草，夹杂着稀疏可数的浅粉色淡淡的红花，虽不成气势，更成不了风景，是那么弱势的一个群体，但谁能断言，日后，若干年，几百几千年，或许更久，当火山的"火气"消了，不再爆出那汹涌的烧天灼地的滚滚岩浆，当一切沉静了、安宁了，就像如今的瓦哈湖岛的檀香山市一样，生命再次勃发生机，又是这样的顽强、倔强，从不猜疑、从不却步地形成她的美丽，充实她的内涵，发展她的强大！此刻，提升复苏成功率的思考，又在我脑中泛起。

我在美国东部的宾夕法尼亚州、在匹兹堡大学国际心肺复苏和灾害医学中心、在沙法教授为我这位中国学者主持的学术报告会上，发表演讲。并且在随后的讨论中，我又情不自禁地谈起CPR的"突破"问题。

用我们中国人的话说,有没有像神话故事《白蛇传》中白娘子盗的"起死回生"的仙草、灵芝或什么灵丹妙药?我更多地想到的是有没有"起死回生"的器械?

二、 AED,生命绿洲里的花朵

我又情不自禁地想起20世纪70年代我在广东中山县的猴、犬心脏电除颤的动物实验。

有的猴子发生心室纤颤后,我们有意地不作任何抢救来观察其发展,它居然"自身除颤",心律恢复而且是窦性心律(正常起搏点发出的兴奋)。这些猴子多来自野外生存的,恰恰从动物园里买来的"养尊处优"的猴子,却很少能自身除颤。在电除颤实验中,总体而言,大部分的猴、犬能电除颤成功,这些实验的启示确实是惊人的,可惜后来没有再进行下去。我曾想,如能以此为基础继续研究,我们中国、中华民族在人类健康史上会留下辉煌的篇章。所以,我对电除颤充满信心!

20世纪80年代,用在医院临床上的心脏除颤器已经在发达国家普及了。除颤器,是针对心脏骤停前那'杂乱无章'的心室纤颤最有效的救治技术。除颤器,或者说使用除颤器技术,实质上是在极短的时间内,向心脏释放出一种大量电流的"电击"!从生理学上看,电击可以让心脏去极化,所以这是一种十分有效的除颤方法,是任何药物或其他方法无法比拟和不能代替的!

读者也许会说,已经有了这么好的"起死回生"器械,你为什么还在苦苦冥思、还要找更好的器械呢?我建议亲爱的读者,此时合上书、闭着眼睛,回顾一两分钟,你在影视节目中,见到在医院里医生抢救危重伤病患者时,在胸部放上两个电极片,然后予以电击除颤,患者的身体随之剧烈一动的情景？如美国20世纪的电视片《急诊室的故事》里常有这样的画面，近年来，我国的影视片关于表达先进的抢救场景中也会有此景。

我想，多数读者会回忆到上述一幕。但是，请再深入思考一下，这些影视片中，绝大多数使用除颤器的这种"电击"的环境，都是在医院急诊室、病房或装备齐全的救护车上！而且使用这种除颤器的人，都是医生或资深的护士或专业急救人员。

一项科学技术如果在应用中有很多条件的限制，那么它的使用的范围也会受到制约。可以写成这样的理念公式：限制条件越多＝使用范围越小；传统除颤器＝使用范围极小。

请读者注意，在常态下的心脏猝死，是全世界各个地方、在我们生活工作的每个角落、在太阳照耀下的白昼、在月亮柔光下的夜晚、在24小时的每一刻均可发生。因此，紧急救命的心脏除颤器的使用，要求遍及各处和全天候的时间中。

心脏除颤器，如果仅掌握在医生、专业急救人员手中，只放置在颇有规模的医院急诊室和设备齐全的救护车内，在现实生活中，它几乎远离了绝大多数需要使用它的领域和全天候！

研究资料告诉我们，每延迟1分钟使用心脏除颤技术，生命复苏成功的概率降低7%～10%。如果在发病后10分钟后使用除颤器，心脏复苏的成功机会很低。这就是为什么我苦苦思索除颤器在使用上要有"突破"的缘由了。

如果除颤器能为更多的人，像普及CPR那样，为公众所能掌握；如果除颤器能放置在公众场所，随用随取，那才显示了它的"起死回生"急救器械的真谛！那才不负近年来国人称它为"救命神器"的桂冠！

我时常想象将夏威夷岛上那些芳草织成绿草茵茵的生命绿洲、茵茵草地上点缀的花朵比喻为除颤器。如果我们能建立 CPR·AED 地图，突破"起死回生"的低成功率，那该多好呀，而且这不应该是件难事！

三、 德国的哲学与复苏医学

心肺复苏，是由一场"所需的一切只是一双手"于 20 世纪 60 年代兴起，而它从"思想突破到理论设计"则是在此后 20 年。20 世纪 80 年代，德国狄克医生萌芽了一个新的复苏器械，即自动体外除颤器（AED）。

我回忆在德国美因茨的经历。那是 1987 年，我在参观了医学院，见到了著名的、颇具活力的麻醉急救科狄克医生后十分兴奋，因为他和他的同事们跟我讲到了根据 CPR 的基本理论，设计了一种仪器，这种仪器很好地融合了标准的 CPR 程序，能与 CPR 同时进行，而且彼此还能相得益彰。更为重要的是，操作仪器的人不再是医生、护士及专业急救人员，而是经过并不复杂的培训（比 CPR 培训还要简单得多，因为操作等一切已有了设计，但必须与 CPR 同时进行）的公众——"第一目击者"。

狄克医生及同事，早在 1979 年的一项预言性报道中对这个复苏器，也就是当今全球第一代的"自动体外除颤器"的实验室和临床应用作了精彩的描述。这很快引起了专家们的注意，随后的一些研究结果均支持这个复苏仪器在理论上、实践上的正确性与可操作性。

那些天，我非常兴奋。因为"百闻不如一见"。我参加学术讨论会后，友人陪我参观了美因茨这个德国西南部莱茵兰-普法尔茨州的首府。

美因茨是公元 5 世纪后，以宗教中心和商埠著名的城市。如今已是铁路、公路、航空、河港四通八达的工商业发达的城市，人们同时也很钟情她的历史、人文和中世纪的建筑。

观光后,朋友们在当地一家很好的中国餐馆与我共进午餐。洁净的青花瓷的餐具上西兰花似翡翠般地铺在盘底,配上红白相映、饱满弯曲的虾球,还冒着丝丝的热气,令人馋涎欲滴。30多年后的今天,我仍能感到它的香嫩鲜美,使我舌下生津。

在秋阳温暖里,从一尘不染、洁净透亮的窗户望去,这座莱茵河畔、躺在美因河口的城市,那样沉稳美丽,不着浓妆,云淡风轻,洁静透明。高耸刺天的古老教堂尖顶、典雅小巧有灵性的建筑,虽说是座城市,却仿佛个小镇。我们谈兴很浓,因为我想到我的祖国的CPR事业,今后自动体外除颤器会加入其中,我的同胞会因此而受益!

因为我们是在高层餐厅里又临窗进餐,晌午时分,餐厅内人很少,十分的清静,好像置身在云端高空俯视着周围,十分的惬意。我不时地望着窗外,阳光温暖、光线柔和,蔚蓝色的天空里,偶尔飘着几朵柔白色的软软的云彩,真是"云淡风轻"。

望着那细瓷餐具盛着的鲜美菜肴、晶莹剔透一尘不染的高脚玻璃酒杯上剩下的红色葡萄美酒,可谓"洁斟候光"。

记得20世纪70年代末,我陪当年南浔中学的老师,诗人、翻译家徐迟(那时他刚刚发表了《哥德巴赫猜想》这篇著名的报告文学)去看他的老友朱洁夫先生(郭沫若抗战时期的秘书)。朱洁夫先生对我们也说了"洁斟候光"这句话,旁边是他的夫人杨蕴华(时任中国医学科学院阜外医院护理部主任,我的老友)给我们沏茶倒水。今天,德国友人、同事的招待让此话泛起心头!

好天气,真友情,谈到"起死回生"突破的一些理论、设计,我突然悟到了一个深奥但却又是极其普通的道理(我不敢妄说是哲理):人类文明进步的成果，是没有国界的，大家应该充分应用它、发挥它。

人类思想的火花，是没有国界的，是大家应该充分交流它、讨论它。也许就在传递、交流、讨论、应用的某个地域，某位先知，思想的火花又可能迸发出更多的火花，甚至燎原！我知道德国人是善于出思想的。我自从1983年4月首次访德国又结交了一些朋友后，我越发相信此点。

我不是政治家、不是哲学家，我在图宾根大学发表了对当代急救事业国际合作前景的演讲后，特地到当年黑格尔给学生们上课的教室。在他的讲堂，去感受这位大哲学家百年前在这里研究、讲学的点滴气息。

在寂静的讲堂里，我浮想联翩地思索着，马克思的哲学如何汲取他的精华，从而形成伟大的马克思主义。我更是认真地思考着我的现实。

我从事救死扶伤的急救工作已经几十年，有世界上该领域杰出的专家指导，苦苦地奋斗着，总是这样艰难却没有退却地前进。心肺复苏事业的发展、"起死回生"的突破，我希望在冥冥中哲人能给我一丝"点拨"！

第二节　自动体外除颤器，复苏领域一场悄悄的革命

一、体外除颤器必须要纳入 CPR 中

1997年10月，在德国美因茨召开了第十届世界灾害和急救医学大会（10th WCDEM），也是世界灾害急救协会（WADEM）成立20周年大会。大会组委会主席、我的朋友狄克教授，向我发出了邀请。我在

大会上作了《中国急救事业之进展》的演讲。其间,我与狄克教授等讨论了自动体外除颤器的应用。

朋友们谈到,明年(1998年)美国心脏协会等机构邀我访美,而且更希望我能实地了解自动体外除颤器的生产。因为人口最多的国家中国,在经济建设迅速发展中势头很猛,自动体外除颤器AED一定会发挥很大的作用,一定会充分使用这项人类文明进步的成果。希望德国的同道也能参会,到时大家继续讨论。

1998年11月11日,我抵美参会。当盛大的美国心脏协会成立50周年暨第71次学术大会刚刚落下帷幕,我就马不停蹄地由南方得克萨斯州的达拉斯会场飞向遥远的西北、濒临太平洋的美国名城西雅图。

连绵不断自北向南几乎纵贯美国大陆的落基山脉,时而积雪映白,忽而浓林显黛,悠悠地在机翼下屹立。我的脑海却像翻滚的云层变幻不息。会场中备受人们关注的心脏性猝死的报告,展厅上异军突起的抢救仪器,多家工厂生产的自动体外除颤器令人注目。

各国专家面对日益增加并危及生命的心脏性猝死这个全球棘手的问题,思考近二三十年来心肺复苏推广普及后的经验教训,要突破现有的抢救程序,研制应用新的急救仪器已经基本完成。但"认识"不能仅仅在医学界,要让社会广泛认识才能使自动体外除颤器得以普及并有"群众基础",有了群众基础还不够,必须有"落实单位",有了落实单位仍然不够,需要有"具体措施",有……总之,这一系列要真正付诸现实的问题,已是"燃眉之急"的事了。

因此,继达拉斯会议后,美国同行专为我赶赴西雅图这个称之为心脏除颤器之城安排行程,当然不是去欣赏西太平洋的绮丽风光和寻觅北美枫叶染红的暮秋景色了。

如果我们将20世纪60年代CPR问世、发展、推广到普及，作个认真的思考，在惊喜CPR为人类的健康、濒死患者救护上的重大突破后，也发现了一个严峻的现实——心室纤颤或室颤一直困扰着我，严重地影响心脏性猝死的救治。

其实，心室纤颤这个"困扰"并不是一个新鲜话题，至少也有一两个世纪了。直到20世纪中叶对此救治有了一些突破。1947年，鲍克（Beek）医师在一次手术中，和他的助手们试用电击除颤获得成功，启发了他们试制世界上第一台心脏除颤器。

1956年，朱尔（Zoll）医师和他的同事们对这种除颤器作了重大改进，应用交流电容器获得可控的储存电量，然后使用两个放置在患者胸壁上的电极板，向患者释放一定焦耳值的电能，达到不开胸而消除心室纤颤的目的，从而奠定了心脏除颤器治疗包括心室纤颤在内的心律失常的临床基础。

从交流电除颤器到应用直流电除颤器，是心脏除颤器的重大进步。因为它具有便于携带、不需要电源等特点，为早期使用电除颤器，或者说为早期对猝死者实施有效的救治提供了技术保障。所以，20世纪70年代后，心脏除颤器在西方发达国家的医院内已经普及，它作为心肺复苏的有效救护后的重要救治措施获得肯定，其作用已毋庸置疑。

但是，心室纤颤在心脏性猝死者身上的表现不是在救护的后期，而是在早期，在患者骤然倒地的瞬间。也就是说，在家庭、旅馆、马路、车间、工地、办公室等现场，及早地除去心室纤颤，是早期救护的关键，是使患者成活的重要措施。

以口对口吹气和胸外心脏按压为基本急救措施的CPR，对处在心室纤颤状态下的心脏是无能为力的，无法除颤。因此，要使猝死、濒死者获得复苏成功,除了 CPR 技术,尽早地进行心脏除颤,成为现场救护措施的关键。

这个焦点问题怎么解决呢?传统的由医生或专业急救人员使用心脏除颤器,虽然可进行除颤,但是,在时间上却往往至少延误 10 分钟,一般均在 10 分钟以上。

在急救网络设置健全合理、急救机构动作有效的社区内,从紧急呼救到救护车到达、急救人员开始抢救患者的时间设为"L",一般不会低于 4 分钟。也就是说,在患者发病现场等待急救人员到来的这段空白时间,至少需要 4 分钟。"L"时间是最关键的瞬间,最容易发生心室纤颤,也是除颤最有效、最易恢复成窦性心律的时间,需要有一种简易的、非专业人员稍加培训即能使用于现场的心脏除颤器。使用了这种除颤器,就可以赢得时间、赢得生命。

当时,我作为北京急救中心、急救医学研究所的负责人,同时也作为"猝死的研究与对策"的科研课题负责人,对如何提高现场抢救成功率、降低院死的概率时时记挂在心:近年来,猝死的发生率上升,死亡率极高。猝死的研究为国内外学者所关注。大多数的猝死都发生在医院外,且大多在症状发生的 1 个小时内死亡。我们在 4 年半的时间里,外出抢救 5100 多例猝死、濒死患者,按照世界卫生组织的猝死标准,对资料完整、病历记录规范作了相应的社会调查,以保证材料之可靠。调查发现,814 例猝死者中,有心血管病史者 616 例,占 75.68%;发病年龄以 50 ~ 70 岁居多;87.80% 发生在家庭中。

在抢救中,心电图证实首发心律失常为心室纤颤时应立即做电击除颤。当确诊猝死来不及做心电图,或心电图为心脏无收缩图形,我们也进行了盲目除颤。在 814 例中共进行电击除颤 605 例,除颤有效 38 例,占 6.28%。

但抢救成功率仅 1%。相关文章发表在 1976 年《中华医学杂志》上。

这就是说，专业人员使用普通的心脏除颤器，最早的都是在十几分钟之后。因为城市急救网络的不健全、急救半径的过长，从和平门的北京急救中心到现场难以满足早期除颤所需的时间。无论是城市急救网络，还是心脏除颤器，这都是让我难以安眠的"心病"。

自动体外除颤器必须纳入 CPR 之中，现代化的城市必须要容下 AED！

二、 西雅图，AED 之城

1998 年夏天，著名的"菲康"（Physio Control）公司总裁等领导访问北京急救中心。我作为中心的领导尤其主管急救业务，举行了一个座谈会。会上对自动体外除颤器如何使用的技术细节、操作进行了深入的讨论。座谈后，菲康公司赠送我一台 Lifepak500 自动体外除颤器。我立即把这台自动体外除颤器赠送给北京急救中心，并对从事院外急救的同事说，你们一定要用，在中国开个头，起个步，及时地在现场采用心脏除颤这一重要的救护措施，并从事猝死的研究。

"AED"译成中文即是自动体外除颤器。名副其实地表达了这台抢救装备的方便、简洁、自动。理解、支持我的医务人员在应用 Lifepak 500 自动体外除颤器中，确实体会到它的优点。我们的医护人员在现场，当认为患者需要进行心脏除颤时，将电极片分别贴在右胸上部和心尖区，按键后，仪器即能自动分析心律，当确定需要进行除颤时，提示操作者按钮，迅速放电。辨认心律整个过程由仪器进行、完成除颤过程，达到了准确、快速、有效。

可惜，由于种种原因我的热情却得不到积极的反应。在购置医疗设备的讨论中，对购买像这样先进而价格又便宜的仪器且十分需要真正地

第六章 "起死回生"的自动体外除颤器 AED

用于院外现场的抢救设备的提议，居然不置可否。这比起昂贵的 CT 机，比起彩色 B 超，比起医院环境下购置的那些设备……不知要便宜多少。

我真是孤掌难鸣：在急救中心，只有赠送的一台自动体外除颤器，那是"杯水车薪"。我的自动体外除颤器在中国实施的"第一个梦"被现实弄得支离破碎，但我并不气馁。

1999 年春，我作为项目负责人申请的关于心脏猝死的国家级继续教育项目很快获得批准使我很高兴。我希望国内同道进一步了解自动体外除颤器。同时，我积极参加美国有关的学术活动，尤其是对自动体外除颤器工厂的生产了解越早，取得发言权也越早。这就是本文开头我赴美参加活动的原因。

对这家在全球颇有名声的除颤器公司是百闻不如一见。因此，能实地考察这个"呼之已出"的装备的工厂、与专业技术人员进行讨论，自然是我赴美参会的重要内容之一。

1998 年 11 月 13 日，汽车驶离西雅图市区，穿过美丽的华盛顿湖后，一座僻静的小山庄出现在面前，路标告诉我们已到达"菲康"。公司颇具规模，工厂秩序井然。令人感叹的是，即使在行政管理层的过道上，都悬挂着"自动体外除颤器"及 First Aid Kit（急救包），由此可见公司领导者的急救意识之强和对工作人员生命健康之重视。

董事长马丁（Martin）博士热情地欢迎我的到来。他说，你作为中国的急救医学的专家，尤其是从事心脏性猝死研究的医生，对心脏除颤器特别是"自动体外除颤器"所表现出的巨大兴趣和热情，足见你对该领域的了解和远见。我告诉他，我对美国开展的 CPR，对自动体外除颤器的应用十分重视和有兴趣，目的是在中国要应用你们成功的经验，要予以实践。

我说，我在20世纪90年代初期（大概是1992年10月）于国际上有名的《院外急救与灾害医学》(Prehospital and Disaster Medicine)杂志上发表了关于中美急救体制的比较、中国急救发展前景的论文，是与夏威夷大学的同事合作写的。因为人类文明成果，尤其是科技成果既要分享又要发展。我作为该杂志的海外编委，自知有这样的责任。这本杂志虽然是由世界急救和灾害医学协会(World Association for Emergency and Disaster Medicine)主编，在贵国威斯康星出版，但总是我们大家的。所以，我的想法"自动体外除颤器一定要在中国开始应用并推广"，这也是我作为这个行业的专家，对自己国家、人民应尽的一份责任。明明知道自动体外除颤器能救命，效果很好，我为什么不去宣传、不去普及、不去推广、不去应用呢？

在讨论期间，有一个人悄悄离座，我们继续讨论。大概不过十来分钟，刚才离座的那位工程师拿着一本紫红色的杂志走过来，对着董事长、对着我高兴地说，"Dr. Li，我看到你的名字了！"并把杂志递给了董事长，董事长也很认真、高兴地看着这个栏目。

我淡淡地笑了。我深知，在科技、文化背景有着明显不同的两个国家，无论是专家学者还是官员、商人，彼此无论是正式谈判还是普通谈话，都要诚实，否则，难以取信对方。

我就曾遇到过一位美籍华裔专家和我谈过一件事：我们一位同行就因为说话、做事不诚实，后来人家不与他有任何来往。他可以在国内和国人不知真情下对他尊重、相信，但他在海外却失去了起码的信任。要知道，在信息化的社会，在全球经济现一体化的当代，可以有不同的政治立场、宗教信仰，可以有不同的观点、见解，但做人的"诚实"应该是人类社会共同的价值观吧。

第六章 "起死回生"的自动体外除颤器 AED

除颤器公司的董事长，把我一天的活动安排得极为紧张。先是技术人员的专题介绍和座谈，随后，负责生产的副总裁陪我参观了自动体外除颤器的生产全过程，紧接着是自动体外除颤器的技术专家们分别就他们各自的专业作了 20 分钟简单的学术报告。我也随时提出各种问题，互相讨论。

在将近 4 个小时的紧张充实的参观和学术上的"狂轰猛炸"后，尽管人很疲劳，但我兴致不减。我提出了这样一个问题："'菲康'作为当今美国销售量名列前茅的公司，是怎样看待自己的同行的呢？"因为就在前一天，在西雅图我参观访问了另外两家生产、销售自动体外除颤器的公司，他们也给我留下了很深的印象。负责国际事务的专家都表现出一种诚意，"市场是很大的，无论是专业急救机构、医院乃至社会，如宾馆、机场、警察系统、消防系统，都需要使用自动体外除颤器，用我们不断提高的质量来说明我们自己的产品"。真的是，质量是产品的生命。希望大家都生产高质量的装备。他们的谈话使我十分满意，显示了大公司的大家风范，并且表现出对同行的真诚。

现在解决困扰我们的是关于除去心脏心室纤颤的问题已成"燃眉之急"。1992 年 10 月，权威的《美国医学杂志》（JAMA）上发表了美国心脏协会提出的为有效救护猝死患者的"生存链"，其主要内容为实施四个早期。第一个是早期通路：拨打 911 电话，及早报告患者情况，请求救护车服务系统人员迅速到达现场；第二个早期是 CPR，即在救护人员未到达前，现场人员即"第一目击者"实施心肺复苏；第三个早期是进行心脏除颤，即现场人员或救护车系统的人员在现场立即应用自动体外除颤器，对出现心室纤颤的患者进行除颤；第四个早期是进行高级 CPR，即专业急救人员到达后，以及到医院急诊科后，对患者进行专业的高级全面心肺复苏。这个"生存链"现在不仅在美国，在西方其他国家里也已受到社会认同和支持，正在逐步实施中。

无论是美国心脏协会的专家还是中国的医学专家，都认识到"生存链"中的第三个环节"早期心脏除颤"是极为关键的一环。"时间就是生命"的真谛就在于濒死、猝死发生于现场的那个瞬间，短短的几分钟乃至十多分钟。这个以生命代价充盈着的十来分钟，绝大多数不可能在医院里，而是在医院外的各种现场。"第一目击者"即患者身边的人，绝大多数不可能是医生、护士，而是家属、过路人或迅速赶到的专业急救人员，他们除了对患者及时进行CPR，也是最方便采用早期心脏除颤器的人。生命，就在他们、我们——"第一目击者"的手中！

我曾想，普及心脏除颤器技术如果在几年前被某些人批评为"好高骛远"的话，那么，在20世纪末的今天，却是"势在必行"。参观中，我进一步感到一场心肺复苏的革命已经来到，在悄悄地进行着。首先，在我们的意识上，猝死患者的生命不仅仅是靠医术高明的医生、设备精良的医院和急救技术，而更要依靠社会、社区、公众，依靠"第一目击者"的爱心和急救技术的普及。自动体外除颤器的出现并随着人们对它真正青睐时刻的到来，必将是猝死救护成功率的大幅度上升之时，人的生命不易失去的时代已经来临。

那些本不该到来的死亡，那些本不该终止的生命，随着自动体外除颤器在全球的普及，不仅在救护车上、在巡逻车上、在消防车上、在旅游车上、在飞机上、在公共场所里，甚至在有冠心病患者的家庭中，像灭火器似地悄然而立，这场复苏革命不正在悄悄地进行、蔓延吗？

北美的枫叶红了，我想到北京香山的枫叶定已染红。成熟的季节，本该有成熟的思考和有作为的行动！

第三节　我国从止血等四大技术艰难地走向心肺复苏

一、从止血、包扎传统的急救技术重点转移

"1998年12月7日",我这个人微言轻的人,在北京掀起"自动体外除颤器"复苏领域里的革命,充其量是"预热""热身运动"。总之,从"四大技术"艰难地走到 CPR,而今日的自动体外除颤器在中国决不能,也决不应成为死角。

止血、包扎、固定、搬运的"四大技术"源于20世纪第二次世界大战时期形成的战场救护的四大技术,在当年及战后的一段时间里普及于社会,为日常生活、工作中发生意外伤害施以救护发挥了很好的作用。

我国在20世纪60年代后至70年代的"文化大革命"时期也曾轰轰烈烈地普及了一番四大技术。以三角巾在全身各个部位包扎为例,形式可谓是五花八门。对此,我的兴趣一直不大。要知道,在我们急救工作环境中,如以城镇、社区为代表,真正需要在现场紧急救护的是,大量突然发生了心脏骤停的猝死、心绞痛、脑出血和各种昏迷患者,急性中毒,以及车祸、意外事故,更不要说灾害群体事件了。

在现实中,不常见到单独发生的某一个血管的大出血、某处骨折断了需要止血和固定,某个部位损伤了需要包扎等。把重点用于"四大技

术"已经不适应现代社会社区的需要。我们不能把人们的注意力集中在一块三角巾、一卷绷带上。总是在急救技术的低层面重复，对社会、对现实帮助是不大的，这就是我的态度。

最终，CPR 的普及总算取得了一些成效。以心肺复苏为主、普及创伤救护知识的做法也得到了当时中国红十字会领导人的支持。有几位朋友既鼓励又不无调侃地对我说道："宗浩，你的理念取得了胜利！"我自是苦笑，无言作答。似乎胜利，应该是另一方的失败，但是我又没有哪一方的敌人。而后来，CPR 的不规范培训，CPR 的过度商业运作，又成了我的心病。

当我从达拉斯、西雅图赶回来后，在北京，我一方面答应并立即给《健康报》写介绍这方面的系列文章；另一方面也组织落实了 1998 年国家级继续教育急救项目，重点十分突出：急救医学中自动体外除颤器的应用及最新进展。我请中国医学科学院阜外医院高润霖院长讲心血管急救进展综述，请北京朝阳医院呼吸专家王辰教授（现为中国工程学院院士）讲呼吸方面急救进展综述，目的是使与会者对心、肺方面有一个比较客观全面的了解。然后，由我来讲"自动体外除颤器的应用及最新进展"。高润霖院长（现在是中国工程院院士）这位老朋友，对他讲得好，我心中是有底的。

而我主要介绍美国心脏协会的会议学术情况，介绍自动体外除颤器，介绍我参观自动体外除颤器的工厂，这些产品将是 21 世纪的"灭火器"。我清楚地记得，会场是在北京西单武警总部的招待所，时间是 1998 年 12 月 7 日。

这次继续教育项目不仅参加的人学习热情高，而且有不少是担任各地急救中心、急救站的"一把手"。会下，大家热烈地讨论了自动体外除颤器如何能迅速地在院外急救上使用，并在此基础上怎么应用在一些重要的公共场所。

因为每延迟 1 分钟使用心脏除颤，猝死抢救的成功率会降低 7%～10% 的这个数据，已较深入这些同行的"人心"。继续教育项目研讨体外心脏除颤器教学模拟器的应用，以及在我国应用的一些具体问题的讨论等，可以说落实得十分到位。

会后，江苏省常州市急救中心主任及几个国内急救中心的领导对此很感兴趣。后来，听常州市的同事讲，他们在院外急救，救护车上携带了自动体外除颤器，抢救成功率很高。我对他们讲，一定要有科学客观的记录，建议他们以自动体外除颤器的院外抢救为基础，搞一个科研课题来，这样取得的数据、资料更真实、可靠。

此后，不少急救中心的同志到北京来了解我们应用自动体外除颤器的情况，要从我们这儿"取经"，好根据北京急救中心的经验，向本单位的医务人员提出要求，采用器械，开展这项工作；同时，也便于他们向上级卫生局报告，在更广泛的医疗机构甚至社会层面进行自动体外除颤器的普及。这本是极为正常的事情，却使我又一次地陷入了困境！

二、使用除颤器的"他山之石"

世上的事，尤其在我们经历着这样的一个变革的年代，真是"好事多磨"。我坚信这不仅是好事，而且是大好事，是"救人一命，胜造七级浮屠"。我相信，这场复苏医学的革命，是任何人都抵挡不了的，是任何人都扼制不了的。我没有任何理由退却，我也不能退却。一个生活在现实社会中的人，一个从事急救医学的人，一个以救死扶伤为天职的人，一个得到各级正直领导和朋友关心支持、国内外真正喜欢带动和帮助别人的人,退却是对自己职业的亵渎。现在的这一切,我理解还是"预热""预试验",是"热身运动",是复苏医学革命的前奏吧。

在漫漫的长夜里遇到的一些不理解、不支持、敷衍了事……使我彻夜难眠,直到第二天温暖明亮的阳光射进了我的窗户,我又充满了希望。在我们的地球上,在我们的现实生活中,阳光是永远会照耀耕耘的田野,照耀在和谐的社区和正直善良人的心坎上!

1999年,自动体外除颤器在北京市的推广进展缓慢,但国际上自动体外除颤器的使用推广迅速,被很多的国家、部门采用,从而使猝死抢救成功的报道似"雨后春笋",这给了我不小的鼓舞。尤其是我高兴地看到了2000年5月20日时任美国总统的克林顿就自动体外除颤器致全美人民的演讲稿。他激动地说,救命的自动体外除颤器使心脏骤停患者劫后余生。他呼吁大家"义不容辞"地普及这项新技术。

我将克林顿总统2000年5月20日早晨,致全美人民的电台演讲稿全文摘录于下。

早上好!……

今天我很高兴地告诉大家一种用于挽救成千上万人生命的新方法,它使那些受害于最大杀手——心脏骤停的人劫后余生。

每一天,仅一天,就有600多名美国人死于心脏骤停。

一些病例是发生在长期患有冠心病的患者身上,而另一类人则因精神紧张或极度劳累所致猝死。任何一种情况都是由于心脏发生无节奏的收缩,从而使大脑和其他重要器官不能得到血液供应。

那么患者存活的关键在于抢救的速度。除了进行心肺复苏(人工呼吸和按压心脏),绝大多数的心脏骤停患者所需的是立

第六章 "起死回生"的自动体外除颤器 AED

即电击除颤，促使心脏恢复正常有节律的跳动。当患者在1分钟内接受电除颤，存活机会达到90%。如迟10分钟后才行电击除颤，患者存活的机会就下降到不足5%。想一想看，在一座交通拥堵的大城市，急救医疗人员到达现场往往超过10分钟。

但要感谢有了一种叫作自动体外除颤器的新设备，简称AED。

对一个只需经简单培训普通人就可以给心脏骤停患者予救命的一击。

一台自动体外除颤器，大小和价格相当于一台好的笔记本电脑，设备的语音可提示操作者将要执行的每个步骤，只在患者急需除颤时进行电击。

迈克·泰格先生，在波士顿是一位从事公共健康的官员，多年来致力于将自动体外除颤器应用在警车和消防车上。

一年半前，泰格先生本人就得益于自动体外除颤器。事情发生在他乘机从波士顿飞往洛杉矶的4个小时旅途中，他的手臂突然垂落，一头栽倒，乘务员立刻用飞机上的自动体外除颤器救了他一命。而这台设备恰巧在两天前刚刚装到此架飞机上。

用自动体外除颤器救人性命的真实故事可谓数不胜数。在芝加哥机场装备自动体外除颤器的最初6个月，11位突发心脏骤停患者中的9位获救。

在拉斯维加斯的饭店和赌场中，自动体外除颤器竟使急救存活率从14%显著提高到57%。

就在上周，一位来白宫的参观者突发猝死，如果不是去年我们配备了自动体外心脏除颤器的话，他则必死无疑。

如果全国人民共同努力将自动体外除颤器装备到飞机、办公楼,以及其他主要场所,仅一年我们将能够挽救20000多人的生命。

我愿意收听今天这个广播的人,他们无不了解人会丧生于心脏骤停。或许一位父亲、一位慈祥的妈妈、一位充满爱心的老师、一位挚诚的朋友,来使用这项新技术,用它我们能够创造一个奇迹。我们可以赋予普通市民使用心肺复苏技术、让生命再生的权力。

这个演讲,我喻为"他山之石",值得参考。

就我个人而言,我自2001年美国发生的特大恐怖事件"9·11"后,对我国首都城市安全、公众健康、急救体制改革、普及急救等问题,向时任中共中央政治局常委、国务院副总理李岚清致信。他十分重视,很快批示给时任中共中央政治局委员、北京市委书记贾庆林及北京市市长刘淇,请他们研究我的建议。

2003年4月,我国发生SARS疫情,我给时任中共中央政治局常委、国务院总理温家宝及中共中央政治局委员、国务院副总理吴仪致信,就有关急救问题提出见解和建议。温家宝总理、吴仪副总理十分重视并作出批示,请卫生部、北京市认真研究此事。据此北京市委书记、2008年北京奥组委主委刘淇同志还特别提到不仅现在,今后在奥运会间对急救工作要充分重视这些问题。

在2004年年初,国家开始制定应对突发公共事件预案体系,我给国务委员、国务院秘书长华建敏建言,还谈及了我国呼救号码110、119、120的统一等问题。他很认真地听取了我的建议。

第四节　有的国家出台了 CPR·AED 的免责法律

一、真是"天无绝人之路"，飞机上首次使用 AED

我们应当明确，CPR 培训的同时，必须学习使用自动体外除颤器 AED，这样才能及时有效地救护猝死者。

随着科学技术的进展，自动体外除颤器 AED 的功能愈加齐全、使用方便。现在全部使用了"双相波""低能量"技术，十分安全、可靠、简易。总之，AED 是一种全球公认的、成熟的、新型的、安全的、有效的、适合现场公众使用的救命仪器。如美国巡逻车上的警察，救灾、救险、救火的消防车上的消防队员，都会和有权使用 AED。很多机场、航空公司的飞机上，也都配备了 AED。一些急救专业工作者和"志愿者"私人的汽车里也有该仪器，以便紧急情况下使用。

我国在 2008 年举办奥运会前夕，时任北京市主管卫生工作的丁副市长在组织研讨急救工作时，我说在我们的"国门"首都国际机场应该装 AED。他很认真地听取了专家们的讨论，采纳了我的建议。当然，现在不仅在机场，有一些民航飞机上都备有 AED。

我清楚记得，在 2008 年讨论前的十年，即 1998 年，一架由美国飞往墨西哥的航班上，一位旅客突发心前区剧痛随即昏迷，发生了心室纤颤，心跳、呼吸骤停。这种致命性的心脏梗死，在迅速地吞噬他的生命。

这时，受过CPR+AED训练的机组人员，在作CPR的同时迅速拿来了AED。也就是说，不到2分钟，将自动体外心脏除颤器放到了患者身旁，又将两个电极片紧贴他的胸壁（左、右），启动开关按钮。自动体外除颤器设置好的程序，对患者的心脏活动、心律立即进行了分析，确认心脏已经发生了心室纤颤，于是语音提示发出除颤指令。机组人员立即按下"除颤"按钮。从贴上电极片到除颤，整个过程仅20秒钟。随即，语音报告：除颤成功！

患者的心室纤颤去除，恢复了正常心律，从死亡边缘重返人间！这是自动体外除颤器在浩瀚空中第一次成功抢救的报道。真是天无绝人之路！

此后，也是一架民航飞机发生了类似的情况。那是2000年5月，一架飞机由我国台北飞往越南胡志明市。飞机上的正驾驶员，心脏病突发，急性心肌梗死合并心室纤颤，神志丧失，脉搏消失。但由于飞机上没有自动体外除颤器，于是副驾驶员只好迅速驾驶飞机，"打道回府"飞回台北。因为时间的耽误，失去了抢救时机。回到台北，辗转到了医院，纵使再现代化的传统除颤器等一系列高档抢救设备，有经验再丰富的医生抢救，依然"回天无力"。这位飞机正驾驶员永远离开了他的岗位，离开了人间！

现在，谁都不怀疑当代计算机技术大量引入医疗设备领域后出现了诸多智能化的医疗器械，很多学科在技术上取得了一些重大突破乃至革命性的进展。继20世纪60年代CPR掀起复苏医学革命后，计算机技术进入人体复苏领域，结合CPR抢救程序实现了复苏第二次革命。因为自动体外除颤器的神奇功效在20世纪末、21世纪初，已成为全球急救医学专家乃至整个医学界的共识。我们将这个跨世纪的器械的功效誉为"千年除颤"毫不为过吧!

二、 国外使用 AED 免责

随着 AED 的普及和广泛使用,会不会出现法律纠纷呢?会不会被人质疑"你又不是医生、急救人员,为什么给患者用除颤器?"这个责问从理论层面似乎颇有道理。但实际上,是让患者等死。如果等医生来,至少十几分钟 20 分钟吧。这时的医生,纵使有天大本领也是无能为力了。人死不可能复生,这是自然规律,决不会随人意志而改变。因为绝大多数使用自动体外除颤器的人,是普通的人,不是医生、专业人员。而从理论、实践上,这些普通人只要经过培训(乃至没经过培训,按图索骥,照说明书指示,在紧急情况下使用也无不可,也无错误),就有资格使用。不让"第一目击者"使用自动体外除颤器,实际上是不让有复苏可能的患者获救!

为此,一些发达国家,如美国的警察、消防队员、民航机组人员……已普遍会使用自动体外除颤器。法制健全的国家不仅提出了"AED"计划,而且完善了相关法律。

我摘录以下一段文字,供读者参阅。

美国州立法机构的会议:

关于心力衰竭、心脏骤停的除颤器的州法律支持公共场所建立和使用

2006 年 6 月更新

每年有多于 250000 的美国人死于心脏骤停。根据医学专家的观点,救活的关键是及时地开始"生存链",包括心肺复苏(CPR)。因为最近科学的进步,一种手提式的被称作"自动体外除颤器"（AED）的救命仪器成为一种重要的医疗工具。经过培训的非医务人员就可以使用这些简化的电子仪器来救护心脏停止的患者。自动体外除颤器"不需要任何判断力或评判力，通过听或观看就可立刻指导使用者"。美国心脏病协会注意到，由于及时地使用了自动体外除颤器，每年至少救活了2000人的生命。最终，随着接受自动体外除颤器培训者的广泛增加，每年阻止了多达5000名心脏停搏者的死亡。提倡在公共建筑、运输中心甚至大的办公室和公寓适当的地方安置自动体外除颤器。

在过去的6年中，州议员们已经开始积极地关注这项成果。最常见的是，最近的州法律鼓励更广泛地使用，而不是建立新的管理制度。在1997—2001年颁布的大多数议案都包括一个或更多如下条款。

（1）确定立法的目的是"任何人可以使用自动体外除颤器救助其他心脏停搏的人"。

（2）鼓励和要求对可能的使用者进行自动体外除颤器使用的训练。

（3）要求对自动体外除颤器的维修和检测达到制造者要求的标准。

（4）建立一个场所对所有这种除颤器进行登记，或建立一个本地的急救医疗权威机构对自动体外除颤器进行通告。

（5）当"乐善好施"的人使用除颤器给予紧急处理时，免除他的任何个人的责任。

（6）批准一个州的代理机构制定更详细的训练和登记的要求。

第六章 "起死回生"的自动体外除颤器 AED

佛罗里达州是第一个在 1997 年 4 月制定这样的一个面向广大公众的免责法律的州。2001 年中，美国所有 50 个州，都颁发了有关除颤器的法律或正式通过规章。2001 年缅因州成为第 50 个具有自动体外除颤器法律的州。

2002 年亚利桑那州、加利福尼亚州、新罕布什尔州和纽约州立法，全面修订有关自动体外除颤器的现存条款。亚利桑那州颁布了一项法案，要求任何州建造或改造建筑物时，至少要用 250000 美元用于装备自动体外除颤器。SB1070 条要求在每个财政年为新建筑的主要预算中，几个组织的立法预算联合委员会和战略计划、预算州长办公室应建立包括放置自动体外除颤器的基金。2003 年 6 月 30 日后，该决议中的条款生效。纽约议员立法对多于 100 人的公共学校机构提供和安装自动体外除颤器设备。2002 年 AB8779 要求所有的积极做担保的学校至少有一位职工经过该仪器的使用培训。

2003 年，犹他州修改了自动体外除颤器法律，建立了全州的登记；而弗吉尼亚州修改的自动体外除颤器法律，删除了登记的要求。阿拉巴马州、阿拉斯加州、科罗拉多州、康涅狄格州、印第安纳州、堪萨斯州、内布拉斯加州、内华达州、田纳西州和得克萨斯州也都修改和扩充了各自的相关法律。

2004 年，其他州也修改和扩充了自动体外心脏除颤器法律，包括佛罗里达州、夏威夷州、爱达荷州、伊利诺伊州、路易斯安那州、缅因州、密西根州、密苏里州、纽约州、俄克拉荷马州和罗德岛州。伊利诺伊州的法律（H.4232）提出要求到 2006 年 7 月中旬，除了一些例外，每个有关身体健康的机构至少要

155

有一台自动体外除颤器。纽约州和罗得岛州现在的法律要求健康俱乐部至少安装一台自动体外除颤器。

2006年，马里兰州增加了要求，每场由高校和学校发起的体育活动要有一台自动体外除颤器可供使用。

国会关于自动体外除颤器的决议：

在2002年，国会把紧急设备进入社区的法令（社区自动体外除颤器法令）并入了公众健康保障和生物恐怖主义反应条例H.R.3448（第159、第312和第313段）。总统在2002年6月12日签署了作为公共法第107～第188条的议案。条款规定批准在5年内每年有3000万美元的联邦补助金。这笔补助金各州和地区都可以得到，用于那些容易发生心脏骤停的地方购买和安置自动体外除颤器。补助金也可以用于对紧急生命救援的首批响应者的培训，包括自动体外除颤器的使用和心肺复苏。议案也鼓励私人公司购买自动体外除颤器，在心肺复苏和紧急除颤方面训练雇员。

第七章

《健康中国行动(2019—2030年)》我们在落实

Chapter 7

第一节　面对全球心脏猝死的现实，乌斯坦因小镇建立了"全球复苏联盟"

一、北欧小镇的乌斯坦因修道院

半个世纪以来，全球心脏猝死已成为最多见的、严重的急症，在迈入"老龄化"社会后其态势更严峻，而且近些年来更引人关注的是，"心脏猝死"出现了"年轻化"的趋势。

此话怎讲？就是发病出现危象的概率在向年轻化发展，用国人的话说是"英年早逝"。那些人到中年，才华横溢、事业有成、英姿勃发者，多因肩负使命、工作劳累、心理压力、不堪重负而突发心脏急症（常见的急性冠脉综合征，如心肌梗死、心绞痛等）迅速陷入心室纤颤、心脏骤停，真是令人扼腕叹息！

这种状况不仅在发达国家，在发展中国家也是如此。尽管各国采取了各种措施，得到了一些改进，收到了一定效果，但就全球而言，应该而且必须提升抢救成功率还有很大空间，预防和救治措施有不少方面应该改进。

世界各国，抢救心脏猝死取得的存活率悬殊，即使同一国家同一个区域，效果也有着明显的差异。这说明世界各国缺乏统一的标准、规范，应该制定统一的规划。随意，是科学行动的最大忌讳。

挪威的乌斯坦因小镇，近些年来逐渐成为新一代复苏人十分关注的地方，是英雄的"用武之地"。30年前，也就是1990年，一批心肺复苏医学专家曾经聚在挪威斯塔万格这座幽静的小城。与这座小城近在咫尺有一个乌斯坦因小镇，更是宁静得几乎不染世尘。那里有所历史悠久的乌斯坦因修道院，复苏专家一开始在这里召开会议，此后一系列的会议也在这里举行。虽然小镇宁静如常，却在急救医学领域内名声日隆。

来自世界各地的专家不远万里来此，是为了一个共同的目标：进一步完善CPR、研讨如何提高抢救猝死成功率、制定标准等。为此，他们夜以继日在此紧张地工作。不少心肺复苏的国际标准在这座世外桃源的清静之地制定、发布、实施，并且得到全球专家的认同和执行。

这里的黎明静悄悄，这里的名声却远播重洋。

为何选择在这里来开会讨论、执笔书写标准呢？重要的原因是，挪威挪度基金会的董事会主席陶里·挪度先生对该项目的支持与感情。挪度基金会大力赞助，真情投入，将奥思蒙·挪度先生、彼得·沙法教授等老一代专家的"复苏热血"延续下去。因为CPR到了20世纪80年代末虽在全球如火如荼地开展，在抢救心脏骤停上发挥了重要作用，但关于心脏骤停存活的科学资料却很少，记录方式各异，存活预后也没有统一的定义。总之，各管各的。

专家们认识到，照此下去，针对心脏骤停的复苏难以取得更大进展。1990年在乌斯坦因的首次会议，对如何记录、报告生存数据达成了共识，并于1991年出版。与此同时也在世界上该领域几个知名的科学期刊上发表，包括 *Circulation*（《循环》）、*Resuscitation*（《复苏》）和 *Annals of Emergency Medicine*（《急救医学年鉴》）。

上述记录心脏骤停数据的方式被称为Utstein方法、乌斯坦因模板、乌斯坦因风格，或者就叫Utstein。全球几乎所有的复苏专家都采用了这一方法。在复苏学中的各类文章中，Utstein 既是被引用最多的方法，也是开辟了全球认同的复苏标准。

自 1990 年第一次 Utstein 会议至今，已发表 20 个共识文件。此后，这些与复苏和复苏研究有关的共识文件，先后在 2004 年和 2014 年进行了更新。共有 488 篇文章在标题或摘要提到 Utstein，约 9000 篇的医学文献在正文中参照 Utstein 方法。

2015 年，也就是在首次 Utstein 会议召开的 25 年后，复苏急救专家聚集在 Utstein 修道院开会，解决另一个重大问题——如何最好地实施心脏骤停复苏策略，如何传播最佳的经验和方法。

2015 年，在 25 周年召开的会议还研究了多个重要问题：如何确定最佳的复苏方案以显著提升存活率；强调高质量 CPR（HP-CPR）和电话 CPR（T-CPR）的重要性；出现了大型心脏骤停信息注册，为测量提供了平台，并强调了地区存活率差异显著；对加强城市的急救服务（EMS）系统和高质量复苏措施的理解，以及现在已经有成功的实现方案，如复苏研究院，它将科学与地区最佳实践之间如何进行连接。联合国重新强调可持续发展目标，到 2030 年减少非传染性疾病，包括在发展中国家院外心脏骤停（OHCA）高死亡率的问题，以及新兴经济体国家正在经历缺血性心脏病急剧增加和复苏实践财政支持缺乏的危机。

以往，大多数 Utstein 论文着重界定某些重要变量参数。而没有全面精确的测量就没有进步，现在是把注意力转向复苏方案改进的时候了，最佳实践应该成为标准，从而使生存率显著改善。最佳实践是一个动态的概念，须通过新的项目或者治疗方法来定义最佳实践，并持续监测和改进。这正是"监测和改进"的力量。

持续监测可以确定需要改进的东西，并将证明是否发生了改进，这可以定义新的最佳实践方案。未来几十年，应该是使用监测数据来帮助定义和实现最佳实践的时代。从文献中可以看出，即使在科学共识达成之后，新知识和指导方针的实施通常需要 5~10 年时间。必须加快这一进程！这需要更好地了解哪些因素是有益的、哪些因素阻碍了新知识和最佳方案的实施。

2015 年的这份报告，开宗明义地呼吁建立全球复苏联盟（Global Resuscitation Alliance，GRA），作为促进生存改善的具体手段。全球心肺复苏联盟可以为地区提供工具和支持，让他们学习后在当地建立改善复苏实践的项目，从而促进最佳方案的实施。心肺复苏猝死的抢救，是一个全球公共卫生的重大题材，是事关全人类共同的命运的大事。

二、乌斯坦因生存公式

时光证明了乌斯坦因方案具有全球影响力。无数人的生命被挽救，间接或直接归功于这个创始于斯塔万格外这一个不起眼的修道院的抢救流程，以及那些致力于推进复苏科学和实践的研究人员、科学家和 EMS 负责人的不懈努力。成千上万的急救接线员、医疗急救人员、医生、护士，所有献身于复苏医学的人们，他们不知疲倦地工作，从鬼门关中夺回一个又一个生命。

乌斯坦因会议所开创和倡导的复苏行业与学术风范，直接影响着此后其他地方举行的会议。专家们进一步定义了一些概念、名词，由此精准地界定了常见的普遍问题，推荐了成功的范例。比如，关于社区家庭里的心脏骤停，要明确什么是心脏骤停。突发性心脏骤停（SCA）是一种极为严重的急症，迅速致死。一个人在家里或在社区突然倒地，脉搏和血压瞬间丧失，意识在几秒钟内消失。由于心脏骤停，患者处于临床死亡阶段，如果不及时进行急救，将在 10 分钟内导致不可逆转的生物学死亡。一个生机勃勃的健康（或基本健康）人，就这样提前结束了生命。

迅速有效地进行心肺复苏、除颤，就有机会从死神手中夺回生命。急救越早，存活机会越大，神经系统功能的恢复也越好。但实践中有如下两个问题值得我们关注。

1. 现实的严重性

在欧洲和北美，每年约有 50 万人死于这种急症。在发展中国家，每年由于缺血性心脏病，包括心脏骤停，导致死亡人数急剧增长。人们越来越意识到非传染性疾病是慢性的、可控制的。这些曾经被称为"富贵病"的疾病，发达国家和发展中国家现在的发病率相差不大（图 7.1）。

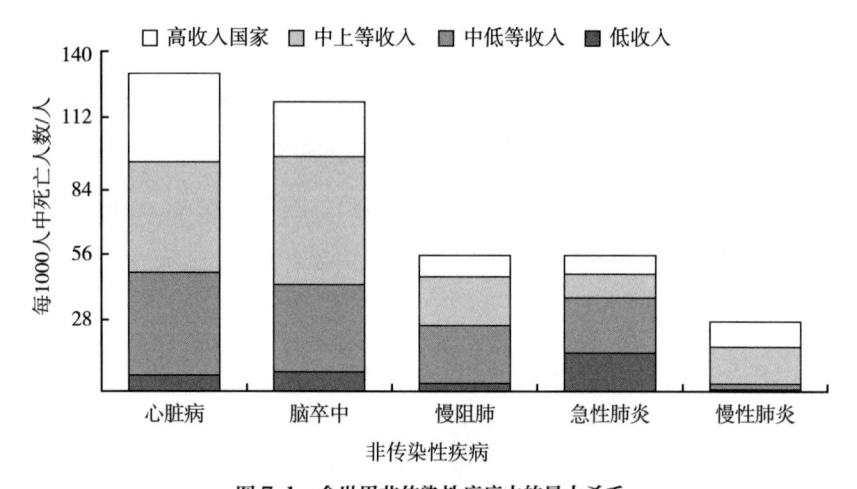

图 7.1　全世界非传染性疾病中的最大杀手

数据来源：WHO, Fact sheet——The Top Ten Causes of Death. Online: who.int/mediacentre/factsheets/fs310/en

心脏骤停的主要发病年龄在 60 多岁，但少年和中年人也可能发病。约 70% 的心脏骤停发生在家里，20% 在公开场合，10% 在护理或辅助生活环境中。在各种场合中，发生猝死事件时，50% 的情况下有旁观者（第一目击者）在场，而其中接受旁观者 CPR 抢救的比例为 10%～75%。

强化生存链。为了明确成功或失败原因，我们需要理解影响系统性能的决定性因素，但这些都很难衡量或评分。只有在强有力的医疗和行政领导、持续的质量改进、卓越的文化，以及全体人员的培训和继续教育的背景下，链条中的联系才能保持。

图 7.2 为强化生存链。图中的 4 个要素（领导、训练、质量改进、卓越的文化），环绕、并嵌入抢救的核心环节。生存链和 4 个要素为紧急医疗服务的组成部分。它们共同维持和定义一个高质量的 EMS 系统。对一支以优秀球员为起点的冠军运动队来说，同样重要的是持续的训练、高超的管理和指导、不断的复习和微调，以及团队精神。总之，围绕的生存链框架可以简化为一个词：责任。

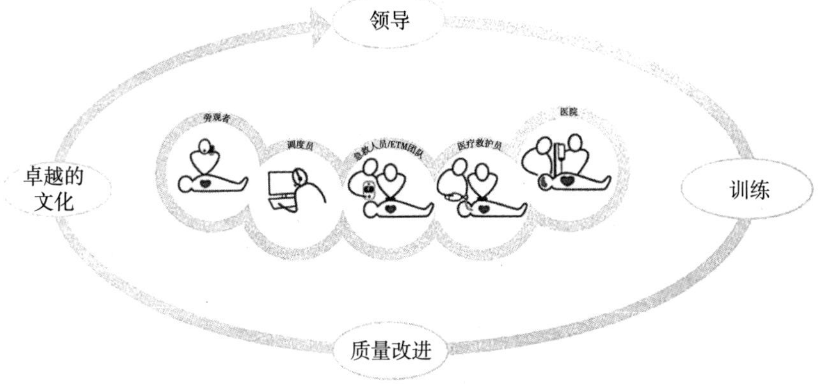

图 7.2　强化生存链

这些生存链周围的要素，在乌斯坦因生存公式中被提到过，生存的概率取决于当地教育培训和实施的质量。

乌斯坦因生存公式如图7.3所示。

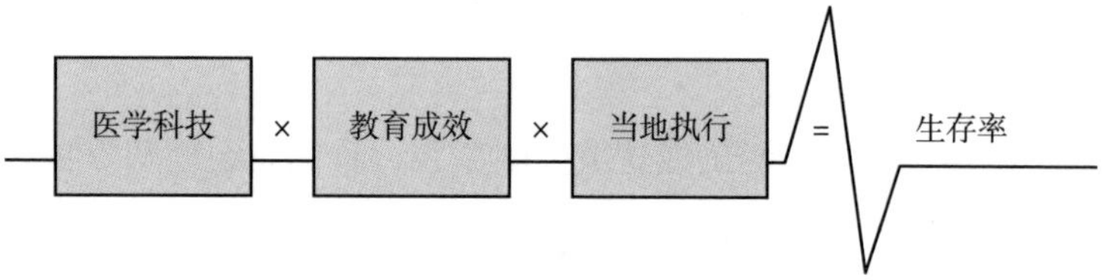

$$\boxed{医学科技} \times \boxed{教育成效} \times \boxed{当地执行} = 生存率$$

图7.3　乌斯坦因公式

2.责任

责任是医疗保障的关键词，是指个人有责任进行一些活动并负责。院外心肺复苏面临的一个问题：责任被多个部门分担（如紧急调度中心、EMS系统和急救服务、医院、公共卫生部门），所以没有个人或部门对复苏过程和结果完全负责。

生存链中的所有环节及EMS系统均应对社区民众负责并尽量完美地履行职责，EMS系统关于心脏复苏的所有决定都应以公众为中心。我们凭借领导能力、质量改进、培训教育来落实责任制。通过责任制，维持生存链并确保生存链之间的紧密联系。一个不能对其服务的公民负责的EMS系统是低质量的。

我想就EMS再说几句话。它就是我国城镇中的急救中心。但我们对"中心"有一些局限的定义和思维。要有全局性，是"中心"，更是"系统"或"体系"。

乌斯坦因会议，以及哥本哈根、西雅图等会议的参与者，近年来详细地将地区间生存率的巨大差异进行了登记。这些记录使地区或国家联盟能够对结果进行评估衡量。

2009 年，美国和加拿大的 11 个地区的院外心脏骤停（OHCA）患者存活率为 3%～16%，为此建立了一个心脏骤停档案室，以便进行前瞻性研究。上述结果的巨大差异，在很大程度上是由各地区执行上的差异引起的。

2013 年的统计显示，每 100 名心脏骤停患者的存活率从 4% 提高至 30%。泛亚复苏结果的研究指出，生存率在发展中国家与发达国家之间有巨大差异（院前心脏骤停生存率，马来西亚为 0.5%、韩国为 8.5%）。如果我们排除特定的异常值，在北美洲、亚洲和欧洲的系统报告中，生存率为 1.1%～26.1%，高低之间有 24 倍的差异。

在一个有 100 万人居民的社区，估计每年有 500 人发生心脏骤停，最差地区可救活 5 人（1.1%），而好的地区可救活 130 人（26.1%）。重要的是，生存率变化表明了改善复苏措施确实可以挽救生命。

三、呼救行动

值得注意并令我欣慰的是，许多心脏骤停恢复良好的存活者的生活质量与发生心脏骤停之前相同。他们不仅重新投入生活，而且回归社会，从事以前的工作。这正是 CPR 创立者沙法教授关注的心肺复苏的质量要求，其哲学理念是复苏后有思想与心理活动的存活，才能保证有质量的生活。

全球复苏联盟成立后，中国专家也开始参与其中。近年来，GRA 提出的一些具有挑战心脏骤死的口号是令人感兴趣的，而且专家们真是在深入这个领域。

自 2015 年 6 月，在乌斯坦因那座静静的修道院里提出了响亮的口号——成立全球复苏联盟，并发表了一篇《为提升院外心脏骤停的存活率，制定提交 OHCA 存活率的具体方案措施》。2017 年 5 月在哥本哈根 EMS 会上，对方案进行了更新。报告题目为"A call of establish a Global Resuscitation"后来更改为更简练的"Acting on the call"，十分响亮。中文我认为译成"呼救行动"较好，大家同意，GRA 也赞成。我答应为中文版写了个序。现附上，供我国专家和读者参考。

《提高院外心脏骤停复苏成活率——全球心肺复苏联盟的创议 2018》的中文版（以下简称"复苏创议"）在中国面世

为致力于在世界各国、地区实施最佳的心肺复苏，2015 年 6 月在挪威斯塔万格市附近的乌斯坦因（Utstein）修道院举行的一个会议上首次提出了成立全球复苏联盟（Global Resuscitation Alliance，GRA）倡议。西雅图及华盛顿复苏学术基金会（RAF）、美国心脏协会（AHA）与挪度基金会（Laerdal Foundation）联手支持全球复苏联盟将全球范围内的心脏骤停存活率提高 50% 的建议。每年 GRA 会议后发布的报告，旨在分享如何进行最佳的"急救医疗服务 EMS"来挽救更多的生命。

今年（2018 年）GRA 的报告反映了当代国际社会心肺复苏最新科技进展，内含关爱生命的人文情怀。"复苏创议"值得中国急救急诊医学界同事们学习与交流，行业、学术主管部门的领导参考与借鉴。

在这里，有必要提及心肺复苏的历史沿革。众所周知，现代心肺复苏（CPR）始于 20 世纪 50 年代末 60 年代初。"1950 年，彼得·沙法等和伊拉姆等通过阅读一位助产士用口对口通气的方法复苏刚出生的婴儿，使他们再次发现了这一方法。1958 年，沙法等证实伊拉姆等所提出的口对口通气的有效性。1960 年库文霍温等发现用力进行胸外挤压可得到相当明显的动脉搏动。……沙法把这种方法结合起来,目前被称为基本心肺复苏法。鉴于这种方法十分简单,使它能广为传播,'所需的一切,只是两只手'。本方法所带来的希望是,在美国和欧洲,平均每天能挽救近1000例院外猝死患者"。

我之所以引用上述由美国心脏协会主导并为全球同行专家所共识和广为应用的首版《2000年心肺复苏和心血管急救国际指南》(*Guidelines 2000 for Cardiopulmonary Resuscitation and Emergency Cardiovascular Care International Consensus on Science*)中的这一段,就在于我们现在有些医务人员,往往聚焦于每五年的一次内容更新(也是十分重要的),而忽略了对该指南的首版即基础的国际急救指南导言、科学共识、循证医学复苏指南等统领全局的精辟阐述的重视。

在这里,我还想讲述一个真实的故事,关于挪威的奥思蒙·挪度(Asmunds Laerdal)先生及其家。1958年8月,奥思蒙·挪度在挪威斯达万格参加了斯堪的纳维亚麻醉学术会议并听了彼得·沙法医生的演讲,介绍一种革命性的新技术,即口对口复苏急救法,可以挽救无数发生在医院外猝死人的生命,令他十分激动。但他也听到沙法提出的严峻问题,即在培训时无法用活人做实验,需有一个逼真的"假人"模型,否则,复苏技术难以普及。会后两人会面讨论,这就诞生了当今大家都熟悉的"复苏安妮"模型,称她为"安妮小姐"。到20世纪末,全球有近百个国家、地区采用她作心肺复苏的模型。于是,现在她又有了不少黄皮肤、黑皮肤的"表亲",以及"复苏少年""婴儿安妮"。这说明全世界公众对学习规范的心肺复苏的热情在不断高涨。

随着心肺复苏和科学技术的发展,模型的功能不断扩展和完善,心脏自动体外除颤器的发明,胸外心脏按压及心肺复苏联合使用,使猝死抢救成活率大为提升。这说明只有以科学为基础、学术为核心,科学家与企业家精诚合作，才能使心肺复苏医学不断健康发展。

令我们感到欣慰的是，企业家奥思蒙·挪度先生的继承者陶里·挪度先生（Tore Laerdal）及其同事们，多年来与全球该领域的著名急救心肺复苏医学专家、美国心脏协会、欧洲复苏委员会（European Resuscitation Council, ERC），以及我国专家保持合作，推动了学术的发展和产品的升级换代。

近年来，我们高兴地看到了挪度公司首推的"QCPR"，将云计算、大数据等技术应用到这项"救死扶伤"的事业中来，不再拘泥于传统的课堂教学，而是应用高科技等手段，实施监控下的培训和实操，并依据检测方法正确与否评定学习成绩的优劣。这是心肺复苏、心脏除颤在培训教学、评估实操及现场抢救科学记录上的革命性进展，是值得我们学习借鉴和推广的。

与此同时，挪度总部联合国际上著名的美国心脏协会、欧洲复苏委员会及中国医学救援协会的专家们，深入讨论如何进一步提高院外心脏猝死成活率，推进全球心肺复苏联盟的成立，并且将自1990年著名的挪威斯塔万格市乌斯坦因会议以来，包括近年来（2015年、2016年、2017年）促进心脏骤停生存的行动，更名为："Acting on the call"，将全球心脏骤停生存率在2015基础上提高50%，这是十分值得称道的。

我受业于心肺复苏创始人彼得·沙法教授，与陶里·挪度先生在20世纪90年代初相识，2008年5月在哥本哈根拍摄由AHA等主导的全球CPR的视频教学中文版后，随即，到挪威斯塔格市挪度总部交流考察，感触良多，收获很大。

我国党和政府高度重视人民健康事业，把提升公民科学素质建设作为一项基础性工程。最近，国家卫生健康委员会医政医管局委托中国医学救援协会规范开展心肺复苏急救等知识技能的培训教学，中国科学技术协会授予中国医学救援协会建设"科普中国"急救基地。这既是对协会的高度信任和重托，也是为我国规范的开展心肺复苏·心脏除颤（CPR-D）等提供了政府主管部门的行业学术授权和开展规范培训教学的基地。中国急救领域的专家学者愿与世界各国同道们，互相学习，深入交流，形成共识，科技创新，为世界心肺复苏联盟，为提高院外心脏骤停复苏成活率贡献力量！

第二节　中国医学救援协会联合中华护理学会制定心肺复苏标准

一、制定标准的"预热"

自 20 世纪 90 年代 CPR 在全球如火如荼地开展，我国才开始进入"热身阶段"。一些现实的情况在提醒我，须尽快制定我国的 CPR 标准。到了 1998 年 AED 将要进入到中国时，我的"制标"心情更迫切了。

如果没有我国的 CPR·AED 的标准，就不能规范这个重要的救命技术和仪器的应用，而且也容易造成追逐利益的弊端。我到处奔波呼吁，十分着急。作为我国急救行业的主管行政部门的卫生部医政司是很支持我这个建议的。

2000 年，中国医师协会成立的次年，我们成立了急救行业分会，即中国医师协会急救复苏专业委员会，我被选为主任委员。我们又以专业分会的名义提出建议。卫生部医政司将建议转给科教司，两方都表示很支持，但最后因多种原因又不见下文了。

凡事都不会一帆风顺，一蹴而就的。虽有不快，闷闷不乐，但一想到"好事多磨"这句成语（我的一生中这样的"多磨"实在太多了一些），也就释然了。就像重雾阴霾天气，过不了两天，当我们起床，窗外明媚阳光，小鸟跳跃争鸣，你的心情不也阳光了吗？

我很感谢我们时代的英雄模范人物。大庆人的"没有条件创造条件也要上"的豪言壮语时在耳边响起。同时，科学家的家国情怀、克服诸多困难取得成果的事迹也在激励着我。我记得1997年，徐迟在刚创作完《哥特巴赫猜想》时曾与我谈了陈景润的情况。那篇文章发表后不久，有一天，我们在一起吃晚饭，徐和当着大家背诵起文章中的一段话，"这些是人类思维的花朵。这些是空谷幽兰、高寒杜鹃、老林中的人参、冰山上的雪莲、绝顶上的灵芝、抽象思维的牡丹……"

我们感动着，大家望着徐迟……朗诵者徐和绝不仅是在夸他这位弟弟徐迟的妙笔生花的文采，她也是在抒怀大家之心，不论男女老幼，要在这个时代里为国家为人民多做贡献。这当时对我这个小辈的触动也是巨大的。当年，伍修权和夫人徐和、徐迟，几位长辈对我的鼓励——做好急救，做好科普，我终生不忘。我深知心肺复苏的救人意义，心肺复苏对公众普及的巨大作用。

所以，对心肺复苏这样的重大救命知识、技能的普及和规范，制定标准，我责无旁贷，也要有个前奏，需要"预热"。

2006年7月，在唐山地震30周年之际，《中国急救复苏与灾害医学杂志》创刊了。我特地将"复苏"这两个字作为杂志名称之一加了进去。有人开玩笑对我说，你的这本杂志名字就够长了，又是急救，又是复苏，又是灾害，后面还有医学，还加上杂志。我说，这些都是我一生之目标，要为之努力奋斗的目标，也是要为之献身的理念。

杂志创刊后，我努力地为心肺复苏医学制定标准打好基础，发表了不少国内外关于该领域的文章。2010年11月，在心肺复苏创立50周年之际，由中国医学救援协会、美国心脏协会、挪度公司三家联合举办了《纪念心肺复苏创立50周年》座谈会，除了仅几页薄薄的专栏，我写了不到1000字的短文、配了珍贵的照片，与所写短文同时发表在《中国急救复苏与灾害医学杂志》2010第11期上。

这既是回顾、尊重历史、珍惜CPR时代的崛起，更是展望21世纪我们的工作、努力、责任、创新。编这份资料搜集照片花了很大功夫，尤其是三个重要机构的合作，更不容易。因为需要三个机构的主要领导者的同意署名中国医学救援协会、美国心脏协会、挪威挪度公司。我们从事的CPR是事关生命至上的大事，是严肃的、科学的，所以我们纪念这项对人类生命健康具有历史意义的里程碑式的一切学术、普及活动要按规章办事。正是这个纪念心肺复苏50周年的活动，这个"预热"加速了我们制定中国CPR标准的工作。

二、标准发布前的文章

为制定中国心肺复苏标准打下学术与普及工作，做好"预热"，广泛地组织动员大家做好"热身运动"，中国医学救援协会与《中国急救复苏与灾害医学杂志》联合发表了介绍国际指南首版、2005年版、2010年版的文章。

当然，既要博采众长，更要经过理论和实践论证，不够科学或者不科学乃至伪科学的内容是不能成为"规范""标准"的。经过几年努力，2009年在《中国急救复苏与灾害医学杂志》上，连续五期刊登了《中国心肺复苏指南》。该指南发表后，又补充了一些内容，最后大家决定用我写的一篇文章做总体介绍,将美国心脏协会自2000年后发布的心肺复苏指南2005年版、2010年版的国际心肺复苏指南的重要章节一并编发,供大家参阅。

通过几年紧锣密鼓的工作,我们于2018年5月完成了初稿,6月5日打印。几天后,这本以中国急救复苏与灾害医学杂志社名义制订的《中国心肺复苏指南》(2009年初稿—2013年新进展—2018年再修订)终于面世,发送给杂志编委及专家的手中,再次征求意见。

我和中华护理学会理事长吴欣娟、中国医学救援协会标准化工作委员会王金玉联合写了一篇解读标准的文章,发表在同期杂志上。因为心肺复苏的标准与其他标准一样具有专业性、创业性,但也更具普及性、公众性。同时,它还面对着大众的科学普及、公民的培训教学。所以,我不厌其烦地"车轱辘话来回转",希望亲爱的读者给予原谅,给予理解。

愿你们的耐着性子来阅读这篇枯燥的文章及标准(附录一)。为节省时间,便于读者阅读,我将该文做了些删减。

我国急救领域新时代的建设工程
——《现场心肺复苏和自动体外心脏除颤技术规范》团体标准发布

李宗浩　吴欣娟　王金玉

中国医学救援协会和中华护理学会作为两个国家级协会,联合发布团体标准,即"团标",足见对"团标"发布与实施的高度重视。"团标"是行业和学术的科学化、标准化的重要体现,对从事急救急诊、灾害医学救援和医学领域的专业人员、热心于急救事业的"第一目击者"及公众具有重要的指导意义和实用价值。

20世纪60年代,现代化心肺复苏(cardiopulmonary resuscitation,

CPR）技术问世，70年代风靡全球，现已成为全球公认的"第一救命技术"。20世纪90年代初，自动体外除颤器（automated external defibrillator，AED）问世，成为全球推崇的现场"第一救命仪器"。

中国医学救援协会此次还发布了胸痛中心标准版建设与评估标准（以下简称"胸痛团标"了，该标准内容随后将在本刊登载）。

心肺复苏·心脏除颤（CPR-D）"团标"与"胸痛团标"的制定与联合发布，必将科学有力、规范有序地推动我国院内外心脏猝死救治全过程的体系建设，以及"生命链"的无缝隙连接，切实有效地提升救治成功率，使不该过早离去的生命得以复苏，重新投入社会，使生命再现辉煌。

我们认为，学术团体间应该在某个相同、相通领域内进行密切的合作，如联合制定规范标准、建立科研项目等；专家学者通过广泛交流和深层次沟通以科学证据达成共识，促进学术开放与繁荣发展，这种风气应该提倡。我们既不可"老死不相往来"，也不可"自说自话，包办代替"。此次团标的发布，是中国医学救援协会与中华护理学会对心肺复苏·心脏除颤（CPR-D）这个重大题材的共同关注与共同践行的重要体现，也是急救、护理学术内涵的紧密相通和关爱生命人文情怀的充分表达。

无论是团标、行标、国标，还是共识、指南、规范，其前提或者基础皆是科学内容、规范制定程序发布、权威证据的有机统一。心肺复苏、自动体外心脏除颤是一项与生死攸关的医学技术，救护践行时需争分夺秒，容不得一丝半毫的差错和延误。在当今全球经济一体化、国际化的大环境中，与生命相关的技术标准、指南共识、规范等的"中国发布"，必然也会受到国际相关领域的学术团体学者和世人的高度关注。我们再次真诚地期望你们"不吝指教"。

如果你要了解《现场心肺复苏和自动体外心脏除颤技术规范》，请见本书附录一。读者也许认为我太啰嗦，但是这个技术规范是有用的，也许有一天你会参考，也许"备而不用"吧。何况介绍的方法确实也应该至少是粗读一下，它可是"救命技术"呀！

第三节 推行"质量心肺复苏 QCPR"

一、《健康报》报道了温州论坛

2018 年 8 月 12 日，在北京市的西苑饭店举行了中国心肺复苏·心脏除颤团体标准与中国胸痛中心建设与评估团体标准发布会。这次会议对我国开展 CPR·AED 发挥了积极、规范的作用，产生了很好的影响。但是，面对我们这样一个泱泱大国，14 亿人口的体量，就我们这些人再怎么努力，也是有限的，也可以说是沧海一粟。

怎么办？大家多次商量，一是找出当前的症结，对症下药，据此开了一些小型会议，请有真知灼见的专家深入讨论，在此基础上，再推广。近两年，国内时兴搞"50 人高峰论坛"，人少、集中论题，深入研讨，这个做法是蛮不错的。挪威乌斯坦因小镇的会议也给了我不少的启示。三四十人的会，有来自世界各地的专家，学术是"准备充分"，吃食是"自带干粮"，议题是"切中时弊"，影响是"世界各国"。于是，我决定在浙江省温州市举行这样的会议。

2018 年 5 月 5 日，由中国医学救援协会联合中国医师协会、中华护理学会、中国灾害防御协会在温州举行了 50 人论坛。

《健康报》记者王蒲雨作了一个较全面深入客观的报道，占了 5 月 16 日报纸的整整一个版面，我摘录一部分转载于此。

技术不落后，差距在于体系尚未建立

目前，我国心脏猝死现场抢救成功率不到 1%，而国际水平为 10% ～ 15%。这样一个扎心的事实，症结何在？

"从学术水平和操作技能来看，国内外差距并不明显，关键是亟待建立一个全国统一、权威的组织来引领这项事业的发展。我们确实做了不少工作，抢救了不少患者，但在信息化的时代，我们的数据在哪里呢？"作为中国心肺复苏的创始人，李宗浩不无遗憾地直言。他同时谈道："近年来已有了明显的改进，国家对此高度关注。国家卫生健康委医政管理局委托中国医学救援协会开展了全国心肺复苏急救师资培训，对参训并通过考核的学员颁发具有国家统一编号的证书。"

而在此前，"国内最受追捧的院前急救培训是由美国心脏协会组织开展的。"北京市朝阳区一位急救中心工作人员告诉记者，这种只针对医务人员开展的培训班为期 2 天，费用约千元人民币，分初级班和高级班，具体过程是看视频教程学习理论，并有老师指导学习现场操作，之后参加笔试和操作考试。考试通过后可获得美国心脏协会的证书。这种证书有两年的有效期，复核考试需要再收费。同时，一些非政府组织，如蓝天救援队等，也被"授权"采用美国心脏协会的教材和培训流程开展培训、颁发证书，并收取相同费用。

李宗浩介绍，政府主管部门授权专业机构开展人才培训和定制标准，是发达国家的经验，是质量的保证。21世纪初，美国政府主管部门授权专业社团开展师资及从业者培训并发放证书，成效明显。目前，西雅图的现场心脏骤停抢救成功率已有25%~30%，代表全球的最高水平。他同时表示，"目前我国有很多培训机构在采用美国心脏协会的教材和培训体系。其实，我们有自己的专家、有自己的设备，技术不落后。但差距在于尚未建立培训体系，专业力量和标准较欠缺，我们没有统一规范的教材、教学计划和管理制度。"

"现在政府已授权，所以要建一个规范的急救培训体系，编写规范的急救教材，合格发放证书，培训机构持证人员的管理都要有规范。"李宗浩强调。

每分每秒关乎生死存亡，每一个急救动作必须正确。相关急救标准正在不断完善，近年来，国家卫生健康委制定了《医疗急救管理条例》，修订了《灾害事故医疗救援管理办法》，心肺复苏培训得到进一步规范。同时，2018年8月，中国医学救援协会与中华护理学会联合发布了《现场心肺复苏和自动体外心脏除颤技术规范》团体标准。该标准得到中国标准化研究院的指导，发布后在该研究院网站公示，符合相关要求和规定。在经过实践后，按照审批程序可以成为行业标准。

"心肺复苏是人命关天的大事，我们一定要按规矩照标准做。"李宗浩强调。

去年9月，在北京市白云观景区，一位游客突然心脏骤停倒地。所幸的是，景区工作人员接受过心肺复苏培训，景区也配有自动体外除颤器。现场"第一目击者"为游客做了 7 次除颤，心肺复苏成功。随后，"120"急救车也及时赶到将其送往医院，这位游客顺利脱险，康复出院。后来，该案例也被救治医生分析总结后，连同心脏除颤等科学资料发表在今年 1 月的《中国急救复苏与灾害医学杂志》上。

"我们必须鼓励这样的研究。有数据可查的成功救治病例，是我们宝贵的科学资料。但我国大部分地区还是缺乏对这些科学资料的搜集整理研究。"李宗浩介绍，"近年来发达国家大力推行'质量监管心肺复苏（QCPR）'，就是利用大数据、云计算技术，对现场抢救猝死时使用的心肺复苏和心脏除颤进行全程监控，形成科学抢救记录，不断总结经验，提升抢救成功率。"

"第一目击者是培训重点，路人或许就成救命恩人"

在常温下，脑组织缺氧超过 6 分钟后会受到损伤，10 多分钟后将发生不可逆损伤，患者即使被抢救过来恢复心跳呼吸，也往往成植物人或处于植物状态。数据也显示，呼吸、心跳骤停每延长 1 分钟，抢救成功率将降低 7%～10%，如果错过十几分钟，将失去抢救时机。

"很多时候，第一目击者进行心肺复苏比我们专业力量还要重要。"北京市朝阳区急救中心的"急救明星"董医生，曾在一周之内连续抢救 5 位心脏猝死的患者，其中 4 人是接受了心肺复苏后生还的。在北京市朝阳区悠唐购物广场工作的保安就是其中的幸运者。当他心脏骤停倒地时，接受过心肺复苏的同事第一时间开始按压、吹气。董医生团队到达现场后，继续为其除颤 11 次，并把他送往朝阳医院，从而成功挽救了一个年轻的生命。

"在急救人员到来之前,第一目击者及时进行心肺复苏是成功救活院外心脏骤停者的最重要因素。但据我国学者 2017 年发表的研究数据,中国大中城市仅 4.5% 的旁观者会实施心肺复苏。"中国医学科学院阜外医院副主任医师杨进刚拿出《循环》杂志最近发表的瑞典研究结果:在急救人员到来之前,第一目击者对院外心脏骤停者进行了心肺复苏,使存活率提高了 1 倍。

瑞典的研究显示,有 60% 的人接受了第一目击者的心肺复苏。其中,39% 的人接受标准心肺复苏,20% 的人接受单纯胸外按压的心肺复苏(仅胸外按压,无人工呼吸)。"相比什么都不做,即使最简单的单纯胸外按压的心肺复苏,也能将 30 天存活率提高到 13%。更为重要的是,瑞典第一目击者心肺复苏率这些年也在持续上升:从 2000—2005 年 40.8%,上升到 2011—2017 年的 68.2%。"杨进刚介绍。

对第一目击者有重点地开展培训已成为业界共识:公安、消防、航空、旅店、餐饮等行业人员必须学习。机场、铁路站点、酒店、学校、写字楼及大型商场等重点区域必须安装自动体外除颤器。

据了解,近几年针对公众的公益急救培训日趋火热。如中国红十字会每年组织各类急救培训项目推广急救知识,NGO 组织如救援者联盟等也提供义务培训,不少学校、企事业单位也邀请急救工作人员向员工教授急救知识。

"急救社区化"是北京市朝阳区急救中心 2013 年想出的一个办法。"在北京市朝阳区的社区卫生服务中心建立急救站和急救自救互救基地,并将急救知识宣教纳入社区绩效考核,从而提高社区医生的应急救援能力和社区居民对急救知识的知晓率。"北京市朝阳区急救中心的相关人员介绍了具体做法：一方面，在社区卫生服务中心建立急救站社区医生轮转急救医生，实际出车参与院前急救工作，提高社区医务人员的应急救治能力；另一方面，在社区建立急救自救互救基地，配备相应的模拟人、体外除颤设备和急救包，同时要为每周一小时的社区健康大课堂设计15分钟急救相关内容，提高百姓对院前急救知识的知晓率，将急救知识纳入健康宣传内容。

"我们发现，有现场经历的人，往往能更快更好地完成抢救。"这位负责人介绍，上述要求全部纳入社区卫生工作的绩效考核。目前，朝阳区已建成21个自救互救基地，今年要发展到34个，覆盖全部社区。

但这位负责人也发现一个问题，就是来参加健康宣教的老人居多。"其实，年轻人尤其是初高中学生更应该加强学习，他们在面对突发状况时，行动力往往更强。我们也曾跟教委沟通，将教学光盘免费发给学校。但要加快进程必须要有顶层设计，从部委层面沟通，形成可持续的模式。"这位负责人说。

对此，李宗浩也持同样观点："心肺复苏科普虽是一项科学卫生事业，但更是一项社会卫生工程，仅靠卫生部门远远不够。"他建议，由中央有关部门领导协调，国家卫生健康委牵头于专业，中国科协牵头于科普（可纳入《全民科学素质行动纲要》），科技部设立科研课题，教育部在大、中学校设置课程。

"培训中心应为民众提供更合理的自救后急救知识的学习"

作为临床医生，北京大学第一医院心内科及心脏中心主任霍勇从担任全国政协委员的第一年起开始就关注救治心肌梗死。

起初，他呼吁基层应规范开展急诊介入治疗（PCI）、溶栓等技术。"这些提案确实起到了推动作用，当时的卫生部启动了中国心肌梗死救治项目，医生专家纷纷加入，推动心肌梗死的救治"。

但很快，霍勇发现，心脏猝死70%发生在院外，而患者从家里到医院的时间，在北京平均接近200分钟，在一些二线、三线城市则需要300分钟、400分钟。"很多患者撑不到医院，医生真是干着急"。于是，2013年、2014年他的提案是：心肌梗死的院前和院内绿色通道建设。"2015年原国家卫生和计划生育委员会启动了心肌梗死疾病救治体系建设。2017年启动胸痛中心建设，目前全国有780多家胸痛中心，对预防、急救、院内、院后各环节进行全程管理。"霍勇介绍。

而眼前最薄弱的环节在心肺复苏和体外除颤（CPR-D）的推广。而对这一问题，李宗浩也与霍勇进行过深入的讨论。

2019年全国两会时，霍勇递交了一份提案：《依托急救中心和胸痛中心，培训"CPR-D"技能，提高我国公民的急救知识普及率》。

"当前的培训多停留在行业自主管理层次上，与医疗机构的衔接不够紧密。部分医疗机构（急救中心、胸痛中心等）有相对简易的培训流程，但无法将带到基层和所辖区域民众中去。"霍勇建议，国家卫生健康委在制定发布CPR-D相关法规和标准的同时，充分借助行业协会的作用，建立完善的培训体系，帮助医疗机构共同建设CPR-D培训中心。

具体来说，120急救中心和胸痛中心、卒中中心、心脏康复中心等医疗机构的疾病中心应按照国家急救相关法规和国家卫生健康委的 CPR-D 急救标准，组建区域性的培训中心，并以点带面，建立下级培训中心建设标准和认证标准，推动所辖区域基层卫生机构设立下级培训中心，定期进行质量考核。

与此同时，各级卫生行政部门要建立省级、地级市的培训中心联盟，根据当地实际情况更合理地推进和调控当地培训中心的分布，保证区域覆盖完整，并通过培训中心数据统计分析，为当地政府和卫生部门提供更多的急救政策完善方案，推动当地急救体系建设。

"培训中心应为民众提供更合理的自救后急救知识的学习，使民众掌握更多心肺复苏以外的心肌梗死、卒中等急救知识和技能，为急救中心、胸痛中心等提供更多后续急救的机会，多中心在不同维度有效衔接将完善生命救治链和形成院前、院内一体化格局。"霍勇强调。

"此外，将心血管疾病防控体系工作做好将极大减少心血管疾病发病率和致死率。"霍勇还提出，"以《中国心血管健康指数》作为发力点，逐步建立健全省级、地市级、县域心血管疾病监测评估体系，从国家到地方充分掌握区域内心脑血管疾病防控的现状，将心血管疾病的防治工作真正落实到'最后一公里'。"

此外，法律保障成为关键。"前段时间，女医生高铁上救人，结果却被索要医师证的事件刷屏。在网友评论中，医生院外救人是否是非法行医被多次被提及。这也折射出我国院外心脏骤停患者救治的现状和困境。"杨进刚认为，医生即使作为普通民众，在实施紧急救助时也应免责，更何况他们具有较高的急救技能。救人不仅需要技术，更需要热情。这种热情需要全社会的培育。

2017年3月15日，第十二届全国人民代表大会第五次会议通过了《中华人民共和国民法总则》，总则184条"好人法"规定：因自愿实施紧急救助行为造成受助人损害的，救助人不承担民事责任。2017年10月，"好人法"正式实施，但"好人"合法权益得不到保障的事仍时有发生。"这种状况必须得到扭转，要让好人能够大胆地见义勇为，社会才能越来越好。"中国科学院院士、安徽省立医院院长葛均波强调，应细化见义勇为法律条款及配套措施。

二、国际上的成功做法

在温州会议期间，大家重点讨论了在我国如何开展质量心肺复苏问题。因为当今全球在开展的这个"QCPR"，是近年来由挪威乌斯坦因小镇与会的专家们提出的重要课题，而负责推动这一重要课题的是挪度总部，更是联合了国际上一些权威专家，有关经验报道文章发表已经汇编成册，其中还有我国杭州市、苏州市的典型案例。

挪度总部的"一把手"，陶里·挪度先生及其团队应邀到了温州。他在大会上做了学术报告，在小会又做了发言，我又专门请了包括他在内的几位国内外专家，结合中国的情况如何开展QCPR进行了深入讨论。

讨论是从该如何启动心脏登记制度开始。

我一直认为并且坚持，我国医院外及医院内对心脏猝死，或者说心脏骤停的患者之抢救，尽快建立统一的登记制度。这个制度，要全国参与、全国同步并按国际登记制度执行，即建立全国统一的"中国心脏骤停登记"制度。把心脏猝死的抢救资料科学地保存下来，进行分析、研判、改进，从而提高我们的抢救成效，只有这样，既适合国情又为国际认可。

我不相信我国 CPR 抢救成活率多年来一直低迷，仅有 1%，但我们却拿不出科学数据。有了上述统一的、与国际互认的登记制度，我想不出两三年，我们就能很有底气地拿出科学数据，而且应该是为世人瞩目、令人振奋的。我们一定要建立心脏骤停登记制度，不能各抢一摊，自扫门前雪。

那么，如何开启心脏骤停登记？可以参阅国外成功经验和案例。

我们看一下国外成功的做法。挪威心脏骤停的注册表，是从 2001 年开始收集院前心脏骤停数据，从 2004 年开始收集院内心脏骤停数据。在 2009 年，数据收集暂停，注册表需要完全重启。在此过程中吸取了以下一些经验教训。

从组织层面而言：国家组织需要全国合作，必须有人带头。挪威院前紧急医疗机构（NAKOS）主持该项目，由医院代表组成的指导委员会来监督。人的因素，包括顺利的合作、分享和信任是必不可少的。应有的政治支持不仅仅来自政治家，也包括 NAKOS 和筹划委员会、大学医院、各级卫生机构的官员。

建立心脏骤停注册表，现在心脏骤停被列入挪威的疾病报告名单中，并且心脏骤停登记是强制性的。

到 2013 年，注册表收录到国家疾病报告中，参与 EMS 组织和挪威人口覆盖比例稳步增加。到 2015 年，急救医疗服务医院将覆盖 78% 的挪威人口。

在出院后测量院外心脏骤停（OHCA）幸存者的生活质量，我们可以看一下澳大利亚维多利亚的急救心脏骤停注册处（VACAR）。

澳大利亚维多利亚有一个临床质量登记处，收集所有在澳大利亚维多利亚的紧急医疗服务参加的院外心脏骤停的数据。

维多利亚州有600多万人口，其中400多万人居住在首都墨尔本。VACAR在1999年开始与乌斯坦因Utstein模式一致，迄今为止，已经记录了超过90000条记录。该登记处被用于测量/监测OHCA结果，推动全国急救服务的临床改善，并且还支持国际认可的综合研究计划。

Utstein模式2015年更新后，推荐使用经过验证的测量工具来评估OHCA后与健康相关的生活质量。此外，美国心脏协会建议未来的心脏骤停临床实验着重于评估神经认知障碍和幸存者的生活质量。然而，很少有OHCA注册机构在国际上常规衡量幸存者的长期生活质量。目前，最常见的结果指标包括生存到出院或30天生存率。

承认了解OHCA生活质量的重要性。幸存者出院后，VACAR开始了12个月的患者随访。对2010年以来OHCA幸存者，VACAR在心脏骤停12个月后进行了电话回访。

电话心肺复苏即TCPR的持续培训和质量改进，是近些年来为国外专家们所强调。

负责急救电话的调度员在生存链的第一个环节中至关重要。他们必须识别心脏骤停并提供电话CPR指导，告知附近的AED位置，直至EMS人员赶到现场。

作为生存链的重要环节，急救中心电话调度人员须对院外或去医院途中的来电者提供指导，即电话CPR（T-CPR）。这就要求调度中心设专人负责T-CPR指导和调度系统监测。平时需要研究心跳骤停呼叫的电话录音，并给予个人调度员和全体员工反馈。回顾电话内容明确心脏骤停是否被识别、CPR指导是否被给予，这非常重要（寻找好的案例或改进的可能性）。

"肯定"的态度在调度员处理潜在的心脏骤停呼叫时非常有用。当心脏骤停发生时，一个负责的态度，积极的 CPR 指示，是急救成功的必要条件。过分谨慎的调度员在面对不确定性因素时，会迟缓 T-CPR 实施，甚至导致急救失败。

任何成功的 T-CPR 项目都需要持续的培训。患者有意识（醒着）吗？患者呼吸正常吗？

如果答案是否定的，电话调度员立即开始 CPR 指令。

调度员应该熟知什么是濒死的呼吸，以及如何识别它们。CPR 操作指南是非常重要的，它可以帮助濒临死亡的人恢复知觉甚至康复出院。旁观者目击心室纤颤（VF）心脏骤停患者中大约 60% 存在濒死呼吸，这经常混淆打电话的人或调度员，使其认为患者不是心脏骤停。

识别濒死呼吸仍然是一个挑战，而且众多的研究与之相关联。在团队培训和激励下，一个急救调度中心必须确保至少 75% 概率为心脏骤停呼救提供电话 CPR 支持。这将需要一个赞助者，他负责提供资金，有权直接指导工作，进行培训、制定目标，并持续审查，确定改进是否全面实施。当调度员看到生存链的重要性及生存率提高时，他们就会提倡和拥护 T-CPR。

10 年来，日本 OHCA 生存率增长 3 倍。

2005 年在日本成立了院外心脏骤停的国家乌斯坦因注册机构。每年大约注册 13 万个案例，到 2017 年年底总共有超过 130 万个案例。日本研究者根据注册信息发表了 100 多篇研究论文。

日本全国 Utstein 数据库显示出 2005—2014 年有 3 倍以上的生存率增长。

2017 年，美国心脏协会发布了有关 T-CPR 的重要建议，执行监测电话 CPR 可以增加旁观者进行 CPR 抢救的数量，也可以提高心肺复苏术的质量。因此，预计随着信息技术的发展和市民 CPR 机会的增加，电话 CPR 将在未来几年内快速发展。未来几年也可能会看到电话 CPR 的标准化培训，以及调度员的认证和培训中心颁发证书。需要制定一个通用的质量培训计划，该计划适用于所有类型的调度系统。随着性能标准被广泛接受，中心将能够对他们的业绩进行评分。

在未来 3～5 年，我们可能会看到调度员积极参与复苏。例如，调度程序可以接收来自场景的数据（例如，视屏可以使调度员查看现场 CPR 质量）。

成人心肺复苏指示一般是这样的：我已经通知调度员了，跟我说话不会耽误时间的。

听从我的指示：如果来电者不理解，请说出类似的话：我们需要帮助心脏再次工作。

（如果来电者询问，使他们确认他们将实施 CPR）

把患者放在地板上。（如果对患者位置有疑问，请确认位置。）如果来电者不理解，就说这样的话：把他们放下，躺在地上，面朝上，跪在他们身边。如果来电者不理解，请说出类似的话：跪到地面上。

利用调度员辅助 CPR 改善韩国首尔市的"第一目击者"心肺复苏。通过实施调度员辅助 CPR（dispatcher assisted CPR，DA-CPR），提高 CPR 成功率。

理论知识与旁观者 CPR 实际操作之间仍有较大距离，在 EMS 未赶到之前，对院前心搏骤停患者实施早期 CPR 仍是一个挑战。

为了提高"第一目击者"CPR 成功率，首尔市在 2011 年实行了调度员辅助 CPR（DA-CPR）系统，首先一线调度员（PCD），先在线上回应急救电话，对所有来电者问 2 个关键问题，判断是否心脏骤停，然后转给医疗呼叫调度员（MCDS），MCDS 提供 CPR 指令给来电者。实施的有力保证包括：建立调度员 DA-CPR 登记，用来监测和反馈信息，每月抽取 10% 的 DA-CPR 录音由医务主任审核。通过该系统，增加旁观者 CPR 率，进而提高病患的恢复效果。

高质量 CPR 的持续培训和质量改进 RA 真理：质量，没有最高，只有更高。

从心脏骤停到开始 CPR 的时间可以预示患者的预后，因此，CPR 质量同样至关重要。我们看到从 2005 年 EMS 人员开始高质量 CPR 培训后 OHCA 生存率明显上升。许多患者复苏持续 50 分钟或 60 分钟，10 多次除颤及许多药物治疗，依然可以存活下来并且神经功能恢复优良。这是因为通过高质量心肺复苏延缓了死亡，为除颤和药物提供了有利的时机，起到了更好的治疗效果。

高性能的 CPR 是一个可衡量的技能，有一句格言："完美的 CPR 是所有复苏的目标。"这可以通过模型训练结合真实事件回顾获得。每一次心脏骤停抢救之后，都要给相关人员提供效果反馈和持续的质量改进计划。大多数除颤器在复苏后允许数据下载，测量 CPR 质量。

案例 1：改进 EMS 的 CPR，华盛顿的高质量心肺复苏术

挑战：

提高 EMS 人员心肺复苏质量。持续的质量改进需要解答一个问题：什么是我们要提高和改进的。多年来，我们都用录音和心肺复苏器检测 CPR 的质量。这种持续的质量改进识别出许多心脏骤停的不良事件，比如，胸部按压的长时间停顿、错误的按压，以及给患者插管时暂停胸外按压。

有目击者的心室纤颤（VF）心脏骤停年生存率，从 1995 年的 30% 增长至 2004 年的 35%。所以，我们于 2005 年 1 月修改了 CPR 方案，以实现以下目标：

（1）CPR 中停顿不超过 10 秒

（2）确保适当的按压速度、深度和充分的回弹，一旦事件发生马上实施心肺复苏术

（3）在评估前对除颤器进行充电

（4）不要冲击式按压

（5）插管时继续心肺复苏

（6）急诊医生与辅助人员一起急救培训，急救医生实施高质量心肺复苏

（7）辅助人员负责进一步的项目

结果：

新的训练持续一年后存活率显著提高至 50%。现在存活率始终在 50% 以上（甚至有 1 年达到 62%）。

三、我国杭州市、苏州市的案例

案例 2：杭州市开始在公共场所配置 AED

众所周知，如果早期心肺复苏和除颤，心脏骤停患者的存活率会大幅度增加。在中国，心脏骤停院前急救的生存率还不到 1%，旁观者 CPR 和旁观者除颤的比例很低。杭州市政府已经认识到进一步健全医疗急救体系建设的重要性，加大了自动体外除颤器（AED）的配置和推广工作。特别是借助举办 G20 峰会、世界短池游泳锦标赛和 2022 年亚运会等各项大型活动的优势，在全市逐步推广 AED 配置（图 7.4）。

据相关部门统计，近 3 年内杭州市共配置各类 AED 265 台，AED 的来源主要以捐赠，财政拨款及自行购买等形式。其中，社会捐赠约占

2/3，财政投入约 1/5，红十字会提供约占 1/10。

2018 年 4 月 18 日下午 2 点 29 分，杭州火车东站二层候车大厅 1IA 检票口附近一名来杭实习的大学生在排队上车时，突然脸色发青，倒地不起，心跳呼吸骤停。东站值班站长杨咪马上和同事余芳芸、许琼一起将小伙子衣服解开，进行持续性的心脏复苏，同时第一时间取来 10 多米外放置在服务台的 AED，并将 AED 除颤器的两片贴片分别贴在他的右侧肩胛骨下方和左侧腰部进行分析除颤。很快，有四五位医生旅客赶到现场协助救治。经过大家合力 CPR 复苏和两次的 AED 除颤，五六分钟后患者就恢复了心跳，紧接着患者的呼吸也恢复了。随后，急救医生将患者送到医院继续进一步抢救。

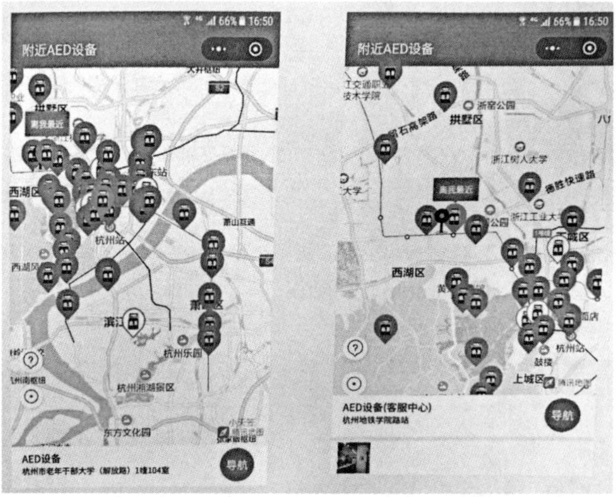

图 7.4　杭州市 AED 配置（部分地区）

当前，AED 的配置与使用还存在一些困难和问题，如 AED 配备数量不够、采购资金来源不明确、管理职责不明确、公众不会使用 AED、公众使用 AED 存在顾虑等。为了能提高院外心跳骤停的抢救成功率,应进一步增加 AED 配置数量、加强公众培训、争取相关法律和政策支持。

案例 3:QCPR Classroom 在苏州

同上一堂培训课,携手共进复苏行

2007 年,苏州市在全国范围内首次引进了挪度 QCPR ds 模拟人培训系统,短短两年内,以中国复苏学院及苏州市急救中心为核心,积极动员全市相关组织机构,已逐步建立起一个横跨多区域、纵贯全阶层的心脏急救综合培训体系(图 7.5 至图 7.7)。

苏州市卫生系统的领导们深知,改变挽救心脏骤停低生存率的现状,仅仅依靠急救系统的院前急救和院内救治是远远不够的,呼吁社会各阶层的共同参与、唤醒民众的急救意识、动员身边的"你我他"应

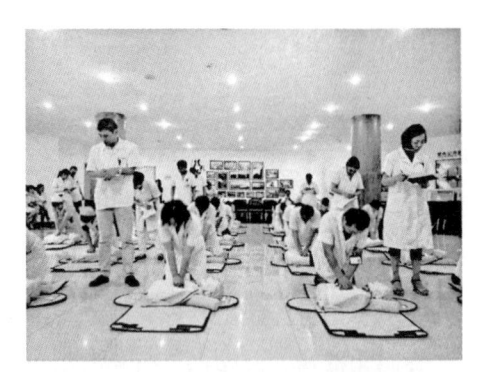

图 7.5 医务人员 BLS 操作考核现场

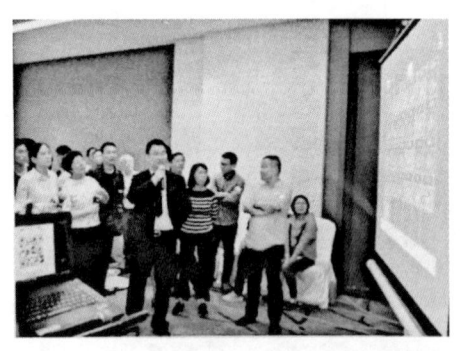

图 7.6 医务人员 QCPR Classroom 培训现场

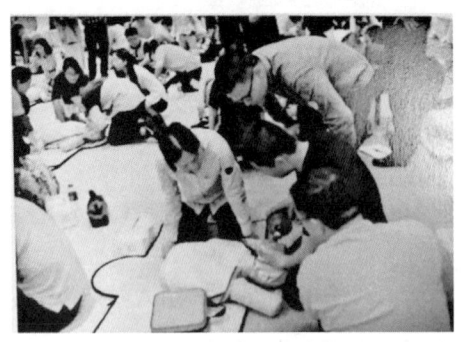

图 7.7 医务人员 ACLS 操作培训及考核现场

是心脏急救培训的落脚点。他们以"同上一堂培训课"为目标，将培训的脚步延伸至社区、学校和各行各业的劳动者中去，让各群体携手共进。

医务人员心脏急救能力的培训和考核是保证院内急救的关键，在QCPR Classroom的辅助下，苏州市进行了多次医疗机构骨干人员培训、医务人员抽考和全面培训。2017年5月，苏州市工业园区各级医院40余位骨干人员参与了心脏急救集中培训；2017年7月和12月，苏州工业园区2家二级医院、7家社区卫生服务中心和下属的50多个医疗站点共1000余名医务人员先后进行了基本生命支持（BLS）的考核、培训及复核。除基本的胸外按压操作，QCPR Cassroom还为大规模人工通气考核创造了条件：2018年5月，近100位医务人员进行了高级生命支持（ACLS）考核及培训。这些培训不仅加强了个人能力，更提高了团队配合的水平。

苏州市急救中心向全市居民开放心脏急救培训班，并由自媒体平台发布报名通知，这公益活动收到了广大市民的热烈响应，多个社区居委会组织报名，热心市民呼朋唤友共同参加，更有不少民间志愿团体集体参与培训。截至2018年9月，共组织市民培训近百场，培训范围覆盖苏州市10余家社区及多个民间团体。

心脏急救培训班走入中小学课堂，步入大学校园。理论授课、影像授课和操作练习的综合课程为培训提供了一个活跃互动、寓教于乐的学习平台。通过培训，学生们不仅学习了心脏急救的知识，同时也增强了他们在现实生活中应对突发情况的经验和勇气，更重要的是学生们的施救意愿得到了提高。

院外心脏骤停时刻发生在人们的身边，因此，公共场所、大众交通、公司、安保等岗位的劳动者在急救网络中有着不可估量的价值。目前，苏州市已多次开展针对特定岗位劳动者包括公交司机团体、出租车司机团体、安保人员、和企业职员等的 QCPR 心脏急救培训。苏州市将急救培训作为劳动者的入职教育、员工培训和技能更新的一个重要组成部分，营造一个又一个高精度、小范围、广覆盖的岗位急救氛围。

目前，苏州市已逐步建立起横跨多区域、纵贯全阶层的心脏急救培训体系。通过 QCPR 培训，医务人员、社区居民、社会团体、学生，以及各行各业的工作者均掌握了适合各自职业、年龄特点的心脏急救方法。然而，机遇往往与挑战并存，市民的急救意识仍需加强、好人法仍需普及、培训范围仍需扩大；心脏急救的复核和再培训机制也需从医务人员中扩大至各个群体，以保证培训的质量和效果；现有的培训还需与制度建设相结合，将心脏急救融入社会环境中，真正成为市民生活的一部分。

苏州的领导们相信，一批又一批的培训，会让越来越多的人勇于并善于对他人伸出援手、施以帮助，营造出美好的社会氛围，终将转化为充满生机和动力的急救网络。

第四节 "健康中国"在行动，全球共同努力夺回 1/4 属于我们的生命

一、国家发布了"健康中国行动"

2019 年 7 月 9 日，健康中国行动推进委员会印发了《健康中国行动（2019—2030 年）》。我们认真进行了学习，并就其中与急救有关内容作

了讨论、研究，并就如何落实进行了商议。

以国家名义，来发布一份与人民身体健康息息相关的文件，充分证明了我们社会制度的优越，体现了"人民至上""生命至上"的理念。

我熟读了"延长健康寿命"这一段。正如本书表达的思想，"生老病死"乃是自然规律，我们讲的"复苏"，是对突然发生的、造成心脏、呼吸骤停的各种危重急症和意外伤害事件所采取的急救措施而言，所以"延长健康寿命"这六个字讲得既科学又明白。

"学习掌握心脑血管疾病发病初期正确的自救措施及紧急就医指导"，提到了心肌梗死的部位、症状等，随后的一大段话，更使我眼前一亮。

"普及全民应急救护知识，是公众掌握基本必要的心肺复苏等应急自救护救知识与技能。到2022年和2030年取得急救培训证书的人员分别达到1%和3%，师生1∶50的比例对中小学教职人员进行急救员公益培训。完善公共场所急救设施设备配备标准……配备自动体外除颤器（AED）。每5万人配置一辆救护车，缩短急救反应时间，院前医疗急救机构电话10秒接听率100%，提高救护车拨报后5分钟内的发车率。"

"所在市（地）、县依托既有资源建设胸痛中心，形成胸痛协同救护网络。"

不再引用太多文字了，读者如有兴趣，可以从互联网上获得这份由国家卫生健康委员会规划发展与信息化司解读的文件。

我所引用的上述少量的文字对心肺复苏的认识和践行关联极大。这充分说明了我国政府，尤其是主管领导机关对复苏这一课题的高度重视和关注。如果亲爱的读者由此而联系到本书前面的几章内容，就不难理解我们肩上的担子该有多重。因为我国心脏猝死抢救的成功率仅为1%。如果大家能够认真地落实文件，那么，心肺复苏的规范普及在全国广泛展开，有多少心脏骤停的患者从死亡边缘会被挽救下来，不用几年，猝死抢救成功率的提高、生存率的明显提升，不再遥远。

我们的急救复苏团队，越是讨论，越是充满信心。大家明确了一个原则，在学术上，虚心向国内外科学家学习交流；在行动上，在选择重点地区、单位加以突破。同时，团队希望适当时间去拜访一下"健康中国行动"的实施机构，既表达对他们编制这个文件的敬意，同时也请他们对普及心肺复苏等工作给予指导、支持和帮助。这是必须的。

在这里，我想简单地谈一谈我国的"好人法"。望文生义，这肯定是保护好人做好事的法律。因为好心救人，结果出现了一些事与愿违的情况，我们团队对此也议论多年，讨论多次。

"好人法"出台，历经多年，讨论、修改多次，现已敲定。2016年12月到2017年3月，民法总则（草案）第184条经历了三次修改，从最初的版本是"实施紧急救助行为造成受害人损害的，除有重大过失外，救助人不承担民事责任"，最后规定"因自愿实施救助行为造成受助人损害的，救助人不承担民事责任"。这无疑是对鼓励人民群众见义勇为做好事，救护于危难之中伤病患者的正面支持的法律条款。

2019年我的学术活动的重点之一，是参加全球复苏联盟（GRA）在12月上旬的会议。此次GRA会议的参与者都是具真才实学的、当今复苏领域的活跃人士、主力军。学术前沿内容丰富，此外，既有不少"志愿者"将报告其现场成功抢救的案例，又有最新的科技产品展示。我想这是与海内外同行交流的好机会，对我们落实《健康中国行动（2019—2030年）》中的急救部分有重要参考价值。

2019年12月9～13日，全球复苏联盟在美国西雅图华盛顿大学开幕。第一天，会议的重头戏是汇集了来自中国、美国、加拿大、新西兰、德国、丹麦、挪威、瑞典、日本、新加坡等国在复苏领域里有重要影响的 30 余名专家举行闭门会,所以我必须在 12 月 8 日赶到。

  12 月 8 日中午,从北京出发,跨洲越洋 13 个小时的旅途,仍于 12 月 8 日中午过后到达了西雅图。这个"时差",使我赢得了时间。对今天读者而言,这是再普通不过的知识,但在 20 世纪 50 年代初,那时还是一个少年的我,是看了法国著名科普作家儒勒·凡尔纳的小说《环球 80 天》才学到了"时差"知识。

  旅途虽然劳累些,但我神清气爽,到了饭店后丝毫没有困意,比我们稍早到达的陈先生、吴医生已在大堂等候我们了。他们知道我素来喜欢中餐,已替我物色到步行不过 10 分钟的"鼎泰丰"餐馆。

  这是一家港式的、以小吃闻名的中餐连锁店,生意很好。"小笼包子"是其"招牌菜",很有特色。这个店以前听说过,在华人居住的海外城市生意兴隆,尽管我们到餐馆时已是下午两点,却仍是满堂食客,唯一表示不在"高峰时刻"的标志是不需领号在餐厅外等待,服务员很快引我们入座。

  在海外,大凡叫座的中国餐厅,都显示出热气腾腾的景象和喧闹的声响。它使你的唾液、胃液应景分泌,不用多说,先点了几屉小笼包子。

  小笼包子为什么好吃?就在于包子大小之体量,恰好一口一个,刚一入口,几乎不用咬动,皮面入口即化,一股鲜味汤汁就直入你的舌尖,触及你的味蕾,鲜汁的浓汤浓而又不油腻的美味、香味迅速注入你的身体。肉馅鲜嫩宽松而不成水,肉质精瘦而不发柴,那样细腻柔滑地在你的口腔里滚动着、搅和着。当你还想享受时,它已容不得你挽留而下滑入食道。于是,你又迫不及待地用筷子夹起下一个小包,赶紧入口。

我们几个人顾不上说一句话，全神贯注地在异国他乡的大洋彼岸、在美国西北部的海港城市、在港湖交界远处雪峰环列、在天气虽显阴沉气温也比往常偏低的市中心里、在热气腾腾的一屉一屉小笼包和酸辣汤的云里雾里，享受着佳肴美味。美食佳肴，洗去了旅途的劳顿和困倦。

当我们风卷残云般吃桌上的笼屉汤包后，就开始谈工作的安排。陈先生讲，明天的活动是十分紧凑的，尤其是您李教授，这个顶级专家的会议，从上午9点到下午5点，除了您的助手医生可以陪您，我们是进不去的，这个会很重要。

二、 2019年的西雅图全球复苏会议

2019年12月9日，在华盛顿大学博物馆，拉开了全球复苏联盟会议三十几位专家的闭门会议的帷幕。

中国上海，黄浦江出口处是太平洋西海岸，面对着那一望无际的大海、大洋。那是我们最熟悉不过的太平洋了，它的对面就是闻名遐迩的西雅图。它的港口隐蔽，是美国北太平洋航运的重要起航点，随着中美两国交往的密集，近些年来这座城市之重要性逐渐与旧金山、洛杉矶看齐。

华盛顿州的西雅图气候温暖，这两天，时阴时晴，但空气十分清新。会议在华盛顿大学博物馆举行，那高大的、古代巨象的骨架稳稳地占据着大厅中央，形象地表明了这里是博物馆，是展示历史沧桑的过去。我们这几十位来自世界各地的学者，来这里讨论的是现在人类面临健康最直接的课题——心脏猝死抢救的现实，是现代人类社会、医学领域中非常重要的事情之一。

几十位专家中，熟悉的人不多了。因为随着彼得·沙法教授这位现

代心肺复苏医学创立者在 2003 年的离世，全球第一代、第二代 CPR 领军人物或是已经不在，或是年迈均退休。如今，要是论资排辈的话，已是第三代的专家在当政主事了。陶里·挪度先生是我的老朋友，还有一位新加坡的专家，居然称我是"前辈"了，从年龄而言，也可以这样说吧。

顶级专家"闭门会议"的门确实是关得紧紧的。点心、饮料之类食物摆放一边可随时取用，六个圆桌围着坐着六个人，没有开幕式等繁文缛节。华盛顿大学医学院的教授是东道主，也就是主持人，做了简短的致辞、介绍。用我们国人的话说，有事说话，直奔主题。会议回顾了 2018 年的主题：提高院外心脏骤停复苏存活率——全球心肺复苏联盟的倡议，显得更加迫切，急救行动是"Acting on the call"。如果将这句话译成中文，推敲内涵，此前我的翻译"呼救行动"，赢得了赞同。

闭门会上，我们介绍了中国开展 CPR 的近况。中国的急救、复苏专家创建了的中国复苏联盟，将积极参与全球复苏联盟的学术活动和认同 Utstein 标准，扩充发展其标准，建立中国统一的登记体系，在中国规范开展心肺复苏心脏除颤（CPR-D），提升心脏猝死成功率，同时邀请各国复苏领域的专家学者，参与中国复苏联盟 2020 年举办的复苏峰会。

详情在我的发言中已经概括了，读者在下面的文字中可以看到，不在此赘述了。

丹麦的弗里德里克·福克（Fredrik Folke）博士介绍了应用人工智能手机软件提升院外心脏骤停使用 AED 的比例；挪威的赫尔吉·梅克勒伯斯特（Helge Myklebust）介绍了挪威、日本、韩国等国的创新式公众心肺复苏培训模式；美国西雅图的詹姆斯·沃德（James Ward）介绍了使用新型摄像头和软件技术计算出现场人员心肺复苏深度和速度，从而为现场心肺复苏质量提升提供了一种视频解决方法。

闭门会议结束后,大家利用在微软湖畔亭馆里共进工作晚餐的时间,继续交流各个国家和地区提升院外心脏骤停复苏成功率所做的工作。

次日,12月10日,全球复苏学院在华盛顿州西雅图凯悦酒店举办有史以来第一次全球复苏学院校友会议,聚集在复苏学院的爱好者和朋友们学习和分享过去10年的经验。会上,美国红十字会分享了新的复苏学习课程,阿片类药物所致心脏骤停和严重出血救治教学的变化;美国心脏协会介绍了复苏领域新的研究进展,包括骨内通路和静脉通路的优劣比较、目击心脏骤停和非目击心脏骤停室颤患者使用不同抗心律失常药物生存率的比较;欧洲代表介绍了欧洲各国开展儿童拯救生命——心肺复苏进校园的开展情况。

12月11~13日,2019心脏骤停生存峰会在美国华盛顿州西雅图凯悦酒店召开,各国复苏领域的领导人、40多名心脏骤停幸存者、复苏研究机构研究员,还有全球复苏联盟、美国心脏协会、美国红十字会代表,以及众多其他领先的全球非营利组织和行业合作伙伴等代表1000人参加了会议。

峰会上一名心肺复苏术协调员詹妮弗·海斯(Jennifer Hayes)介绍了她怀孕期间发生了心脏骤停,她的丈夫在电话指导下对她进行心肺复苏,成功地把母子救回来的案例。她关于自己被成功复苏的演讲鼓舞了全场观众。

为期4天的学术活动和展览,再一次提出,增强"生命链"的概念,各种自动体外除颤器(AED)竞相涌现,异军突起的飞利浦AED更是引人注目。

11日的会议上,峰会组委会为玛丽·弗兰·哈津斯基(Mary Fran

Hazinski）颁发了汉斯·赫达尔奖，表彰他对复苏事业所做的奉献。在获奖感言中，她对心肺复苏发明者表达了感谢。她说："我们所做出的成就都是建立在前人的研究基础上，因为前人的伟大才使我们得以站着伟人的肩膀上做出成绩。"

作为两年一次的全球复苏的重大会议，心脏骤停生存峰会介绍了心肺复苏的最新信息和发展趋势，会议散发出的科学性、大众性和人文化的气氛，让复苏专业人士（讲者、从业人员、项目主管和研究人员），以及 SCA 幸存者和社区工作者聚集在一起通过学习，相互启发和建立亲密的合作关系，大家都在为人的健康、为不该过早到来的死亡的挑战共同努力是极具积极意义的，是值得我们借鉴的。

我对几位精辟的学术报告者的欣赏，对那位心肺复苏协调员介绍她怀孕时出现心脏骤停、其丈夫在电话指导下进行 CPR 成功地把母子救回生命的案例表示赞赏。会下，我们又做了简短的交流，我欢迎他们到中国来参加 CPR 的会议，他们都很高兴给予了正面的回应。

原本 2020 年 5 月，几位学者，以及这位被复苏成功的女士都要来华的，因为新冠肺炎疫情的影响，会议暂不举行了，未能与他们相会。相信今后机会还是很多的。

三、全球共同努力，夺回属于我们的 1/4 生命

为了便于阅读方便起见，我将在 2019 年 12 月会议上的简要发言，整理成文专列于此。这篇短文供有志于 CPR·AED 事业的同道、专业人士和志愿者，以及社会贤达、热心急救的朋友们参阅指教。我在会上做了题为《全球共同努力，夺回我们 1/4 的生命——复苏的再认识与中国 CPR-D 行动》的报告。

20世纪50年代前，医学科学家就认识到约有1/4的生命是在不该死亡时而失去的，但在现场却无有效的复苏技术。60年代初，口对口吹气和胸外心脏按压诞生，彼得·沙法和威廉·B.考恩认为，同时进行这两项操作是合理的。不久，沙法教授把这两种方法结合起来，即基本"心肺复苏术"，其简便易学，"所需一切，只是双手"，效果可靠，从而广为传播。该方法所带来的希望是，在美国和欧洲平均每天能挽救近1000例院外猝死患者。半个世纪来，事实证明了CPR的效果。

1989年，在中国香港举行的第六届世界灾害和急救医学会议及随后在北京举行的卫星会议上，沙法教授与笔者也讲述了同样的内容，并且在1993年对笔者主编的、中国出版的《现代急救医学》序言中明确写到了这个观点，对中国在此领域的发展给予了很高的期望。

20世纪末，CPR普及全球。此间，随着科技进步，1992年"生命链（chain of survival）"概念被提出，即四个早期（early），包括早期通路（early recognition and call for help）、早期心肺复苏（early CPR）、早期心脏除颤（early defibrillation）和早期高级生命支持（early advanced life support）。此概念的提出，奠定了自动体外除颤器在抢救院外心脏骤停患者中的重要地位和作用，使猝死抢救成功率明显提升。

现代CPR及AED虽源于欧美，但中国对此的研究及实践应用与其同步。中国在1963年拍摄的《触电急救》和1978年拍摄的《生命的复苏》这两部科教影片，系统介绍了CPR技术，并且在六个省及北京、上海两个市进行了调研，在广东省应用猴、狗动物实验做了心脏除颤的研究。

2018年，中国医学救援协会联合中华护理学会，发布了《现场心肺复苏和自动体外心脏除颤技术规范》标准，中国医学救援协会依据此标准开展了心肺复苏培训。

中国政府对心肺复苏等急救技能的普及十分重视。2018年，国家卫生健康委员会委托中国医学救援协会开展心肺复苏技术培训，以提高心源性猝死抢救的成功率。此外，2019年中国国务院发布的《关于实施健康中国行动的意见》中也明确提出，心脑血管疾病是我国居民第一位死亡原因，要引导居民学习掌握心肺复苏等自救互救的知识技能。

综上所述，无论是从理论、实践还是政府支持层面来看，中国心肺复苏的发展都正处于一个最为有利的时期。我们要不失时机地壮大心脏猝死抢救力量，努力夺回那些不该逝去的生命。

中国每年发生"心脏猝死"的人数达54万（登记数据），随着人口老龄化等因素，心脏猝死的形势更为严峻，因此心肺复苏抢救技术的规范使用显得尤为重要。

随着全球经济一体化，中国作为世界上人口体量最大的国家，应责无旁贷地推动人类命运共同体的建立，与全世界的同道一起为提高全球心脏猝死抢救成功率，规范有效地开展抢救作出努力。

现代CPR的理论、技术、实践、设备配置及运作方式等已基本成熟，我们需要在此基础上，共同推进，并同时考虑不同国家地区的具体情况，进行完善。

人类文明的进步需要互相学习借鉴。中国医学救援协会作为中国唯一的以"急救"为主要任务的国家级行业、学术组织，2019年成立了中国复苏联盟。中国复苏联盟将与全球复苏联盟密切合作，与美国心脏协会、欧洲复苏委员会、挪度总部等国际著名组织合作，认同Utstein标准，开展全方位工作。

在GRC会议期间，陶里·挪度先生和他的儿子杰恩·挪度（也就是奥思蒙·挪度的孙子），我与他们深谈了两次。因为再过几年，陶里·挪度先生要退休，重要的业务，尤其是面对 21 世纪的质量 CPR、千年除颤 AED 等，大家都要挑起重担，我对杰恩·挪度更是关心。几年前，我与他就在我的北京办公室里深谈过。2018 年汶川地震十周年时，我请他到成都参加第十六届中国国际现代救援医学论坛，使他对中国 CPR 事业发展有一定了解。此次，我们一起加上挪度的科研教学负责人，深入地讨论了如何在现场提升 CPR·AED 救治能力从而提高猝死抢救成功率。在与新加坡的卫生急救等领导人讨论了亚洲人种关于心脏压 5～6cm 是否合适等问题。

在穿云拨雾的回国飞机上，脑海中总是想着复苏会议上的种种场景，无论是衣冠楚楚的专家学者伸直腰板庄重地演讲，还是那种美式松散的即席发言，或者团队坐在讲坛上与台下听众互动交流，或者在布满展品的冷餐会上一手拿着杯子喝着饮料，还忙不迭地将点心放进嘴里，同时也不忘注意着各种型号的 AED……都是在对"心脏猝死"进行挑战，在发起又一轮的进攻，因为它进一步证明了对"不该到来的死亡"我们几乎是没有作为的。与这句话如出一辙的是"匆匆而来的死亡"，"姗姗来迟的急救"，折射了当今低迷的急救成功率。

尾声：复苏之真谛

复苏 Resuscitation

猝死与急救，稍为聚焦一下，即心脏猝死与心肺复苏，自从20世纪60年代以来，这一对矛盾彼此都有了很大的进展。但我们在更本质的、更深层次的理论讨论和研究上，似乎缺少了些什么。

我想起，我刚从事急救工作时读过的一本书，科学出版社出版的《复苏》。那是一本纸张印制质量虽差但内容却是极其丰富的书，是当时中国正处于天灾人祸、经济困难的20世纪60年代的头三年时期，那时纸张紧张，能出书就是很不容易的了。或者说，一定是很重要很需要的书才能出版。

我对"复苏"一直情有独钟。所以，见到书名就爱不释手地匆匆把它读完。阅读是艰辛的，它的内容枯燥，根本不是我原来想象的那里一定是个奇妙世界、动人故事，人被奇迹般地复活，勇敢地再次走向生活，做出各种辉煌事迹……记得那时还看过《陶威尔教授的头颅》的科幻书，聪明人的头脑、智慧被保存下来，发挥作用（用现在的话叫"发挥余热"吧），以及一些很有兴趣有故事的科幻书、科普书。

但这本枯燥的《复苏》书随着经常翻阅，严肃的书渐渐地变得亲切起来，而且随着年龄的增长，当然更主要的是伴随急救经历的丰富，对复苏的理解也逐渐加深了。最突出的一处是，当年青蛙心脏复跳的生物实验课，从这本书里我找到了"原始凭证"的脉络，于是重重地用红铅笔划了两道，郑重地记录下来。

"最常被称为死亡原因，或无论如何在死亡过程中起着极重大作用的血液循环器官，却是最能延续生存的器官，这是值得注意的。冷血脊椎动物心脏的生活力早已经过研究：自有机体内切出并放在正常大气中的蛙心或龟的心脏，可以收缩几个星期……温血动物和人类的心脏几乎也有这样的生活动力，只要给它创造接近正常的营养条件并预防血管形成血凝块就可以了。……甚至可以使从放置若干时间的尸体切出的心脏重新活起来——将血管冲洗后，经血管通入加热到体温并充满氧气的营养液，心脏就开始收缩，并能够长久工作，完全像在生活有机体内一样。"

这段话，无疑给了我极大的启发，并且与20世纪80年后与我的导师沙法这位当代心肺复苏先驱者的观点，是何等的吻合。

如果我们再接近一下与死亡的自然过程相似的生命，那就更有意思了。这本书给我早年的笔记又留下精彩的一段。

大意是，也是众口一调认为，一切生物的生命现象的化学实质就是"蛋白质的化合物"。恩格斯说道："生命是蛋白体的存在方式，这种存在方式实质上就是这些蛋白体化学成分的不断自我更新。……但一切生命所共通的生命观象究竟是些什么呢？首先是在于：蛋白体从自身的周围掇取适当的物质予以消化，而体内较老部分分别处于分解并被排泄。"他又继续说："生命通过吸收营养和排泄来进行新陈代谢是其担当者——蛋白体固有的和生来就有的自我完成过程；没有这过程，蛋白体就不能生存，由此得出结论，如果某时候化学解构人工创造蛋白体，那么这些蛋白体也必然要表现出生命的现象，即使是最微弱的生命现象。"（上述引文并注出这位革命导师的《反杜林论》，是1956年中译本的第82~84页。）

我在西雅图会议回来后的2019年年底，重新阅读并整理复苏笔记时，把这些内容放在本书的最后一部分，是对时下流行的疾病——新型冠状病毒肺炎疫情病原体探究的感触。

早年，确切说，19世纪时对"复苏"的概念更多侧重于"复苏现象"，它与现在，即20世纪60年代后的"复苏"有相似但不完全相同的甚至有本质、整体上的不同。但对我们今天来研究讨论"复苏"，却有十分重要甚至有启迪思想的意义。

当年所谈的"复苏现象"源于希腊语"生活"。这个名词引入科学后，显然并不十分确切，它的原意是复活、苏生，而不是我们如今天谈的生死一线之间的状态，临床死亡到生物死亡之间的博弈。

我喜欢中国的繁体字的"復甦"。復是双立人，无疑，与更多的人、事可以重复而来的。至于"甦"字，那就更有意思了，或者说可以望文生义，望字生意，"更"得到了"生"为"甦"。现在的"苏"则是取音罢了，有些汉字的过多不当简化我并不赞成。

也许读者会发问了，既讲的是现代、成熟的复苏知识、技术，你为何喋喋不休地追溯得那么遥远呢？我的回答是：必要的。

因为我们现在讲的猝死，必须要追到正常的、自然的死亡。在自然条件下，死亡并不骤然而来，生命的终结也有它规律和过程，因为人这个有机体的组织和细胞不会同时突然死亡。所以生命的终止和死亡的过程，它也必然有一个渐进变化的过程。或者说，有一个相当长的、足让我们认识、研究的过程。

早期的研究，就已经证明了高等动物死亡常见的原因是"血液循环"问题。具体而言，组织营养方面的失调。组织的正常营养因某种原因而破坏，血液进入量少，氧和养料的不足，组织长期的"饥饿""窒息"，机能开始减弱，到最后，"山穷水尽"，一切活动完全停止。

但是，在这个过程中，并非绝对，它是可以得到缓冲的，可以有所改善，因为生物的组织和各个器官的耐受延续能力也不容小觑。如果以往的缺氧严重得以改善，它们可以表现出它们的活力，或者读者可以理解为表现出生活能力，恢复往日的正常机能。

所以，我们中华文化在"山穷水尽疑无路"后面，还有句妙语，那就是柳暗花明，柳暗花明迎来了"又一村"。当然，最后总会按照自然的规律，不可逆转的死亡必然而来。

到那时候是什么情况呢？蛋白质凝固，活质失去了自己的主要活性，失去了抵抗进入死亡有机体内的微生物的能力。活质一点一点地被分解，死亡过程就是分解了机体大片大片的组织，感受性最敏锐的组织最先死亡，然后最强的组织死去。由身体表面和自肠道侵入的微生物（肠内经常有大量的腐败菌群）使活细胞遭受破坏，蛋白质的分解为最简单的化合物。——彻底死亡，终于到来。

自然规律，谁能违背。正常死亡，不必大惊小怪、过度悲伤。当然，也无须高调成死亡如此之多情、之时尚用语或话题。正如这个生命来到这个星球，第一次的啼哭，出现了他第一次的呼吸，是他人生的宣言。如果没有啼哭的宣言，大家就干着急。呼吸，生命的首次宣言，直到他走完人生的最后时刻，他停止了呼吸和心跳。我们向他告别默哀，亲友们中不乏流泪啼哭者，啼哭就成为对这个生命宣言的终结。生与死，都伴随着啼哭，恰是人生的起始与终点的符号。

本书所述的内容，伴随着对不该到来（提前的）死亡的科学文化的笔记，是作者 60 年一个较为完整的类似科学笔记，是回忆与思考，是感悟与展望。

起于原点的离体蛙心的跳动，终于蛋白质凝固分解死亡。但对半途杀出来的心脏呼吸骤停的"猝死"，我们绝不能束手被擒。

CPR 是人类的创造，还有对心室纤颤这个"死亡前奏"的撒手锏的 AED 是制敌武器，科学家称它为"千年除颤"。我们必将健康地生活、长寿！这就是为本书的结尾的一段话，是哲学的思维。我十分欣赏恩格斯的"思维，是地球上最美丽的花朵"这句妙语。对"猝死"，我们用科学、人道极尽所能。所以，应该反复强调，1/4 的死亡发生于不该到来的死亡，这意味着复苏的可能性。对我国心脏猝死病例目前仅有 1% 的抢救成功率，既给我们带来了极大的压力，同时也给了我们努力获取成功的巨大空间，我们大有可为。与此同时，也必须指出，复苏成功的标志是身心恢复，思想与心理活动的存在，保证有质量的生活。"生命不应过早失去，势将重现辉煌。"这是我们的哲学思维，也是复苏的真谛。本书作者的我，如是属于正常离开这个地球，那么，我的最后一次心跳，也就是最后的一次心跳，并不需要 CPR。

我想，这就是复苏之真谛。

附录

附录一：现场心肺复苏和自动体外心脏除颤技术规范

中国医学救援协会　中华护理学会

前　言

本标准按照 GBT 1.1-2009 给出的规则起草。

本标准由中国医学救援协会联合中华护理学会提出，由中国医学救援协会归口并负责解释。（起草单位及专家名单不在此罗列了，因为这要占将近 3 个版面，读者欲知详情可查阅标准）

0　引言

为了进一步规范我国现场急救的技术标准，提升现场急救的能力，中国医学救援协会、中华护理学会根据国家卫生健康委员会医政医管局给中国医学救援协会《关于委托开展空中医疗急救及心肺复苏技术培训的函》（国卫医资源便函〔2018〕305 号）文件的要求，围绕军民融合发展、灾害医学救援、急救技术标准化建设等内容，在参考《中国心肺复苏指南（初稿）》（《中国急救复苏与灾害医学杂志》）及 2000—2015 年美国心脏协会（AHA）《心肺复苏和心血管急救国际指南》的基础上，结合我国近年来在紧急救护方面新的发展和经验积累，制定本标准。为使操作熟练可靠，每三年对医务人员及经过培训的施救者进行一次复审与考核是非常必要的。

为提高心脏骤停抢救成功率，与国际标准接轨，应在公共场所，如机场、车站、地铁站、会议中心、体育场、大型商场、超市、医院、学校等区域配备自动体外心脏除颤仪。

1 范围

本标准规定了现场心肺复苏、自动体外心脏除颤的技术操作要求，包含现场心肺复苏和自动体外心脏除颤紧急施救基本要求、现场心肺复苏技术要点、自动体外心脏除颤操作、现场心肺复苏和自动体外心脏除颤紧急施救流程图、急救操作流程和心肺复苏的再判断等。

本标准适用于对呼吸心脏骤停的被救者进行现场心肺复苏和自动体外心脏除颤操作的施救者。

2 术语、定义及缩略语

2.1 自动体外心脏除颤（automatic extracorporeal defibrillation）：对有除颤指征的被救者进行自动识别并进行体外电击除颤的操作。

2.2 按压呼吸比（compressions breaths ratio，CBR）：在现场心肺复苏中，胸外按压和人工呼吸交替进行，两者频率的对应关系。

2.3 施救者（rescuer）：接受过现场急救技术规范培训的救护人员。

2.4 自动体外心脏除颤仪（automatic external defibrillator，AED）：具有对心脏心电节律自动分析并通过语音提示等方式指导施救者完成体外电击除颤的抢救仪器。

2.5 心肺复苏（cardiopulmonary resuscitation，CPR）：对呼吸、心脏骤停者给予人工呼吸和胸外按压的急救技术。

2.6 急救医疗服务（emergency medical service，EMS）：具有接受呼救应答并提供院外专业救护的服务体系。

3 现场心肺复苏和自动体外心脏除颤基本流程

3.1 基本流程

①评估现场环境，施救者通过视听嗅觉及思维整合确认抢救现场环

境安全。②识别判断被救者无意识、无呼吸、无心跳,快速呼救并拨打急救电话。③施救者立即并持续进行 CPR(具体见 4.5.2)。④由另一施救者取 AED,并尽早使用,执行 AED 语音提示规范操作(具体见 5.2)。⑤施救者在现场坚持 CPR 及 AED 技术操作,同时需要尽量减少胸外按压和人工呼吸停顿时间。⑥被救者自主呼吸及心跳恢复或专业医务人员到达现场后决定是否继续进行 CPR。

3.2 成人心肺复苏流程图见附图 1.1。

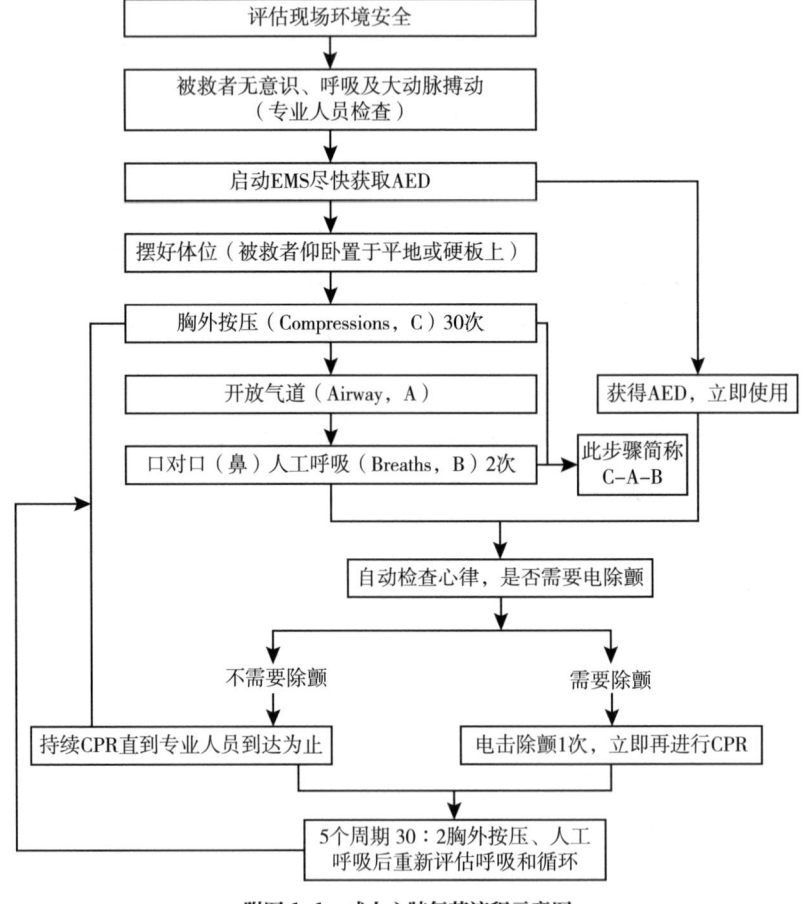

```
评估现场环境安全
        ↓
被救者无意识、呼吸及大动脉搏动
    (专业人员检查)
        ↓
启动EMS尽快获取AED
        ↓
摆好体位(被救者仰卧置于平地或硬板上)
        ↓
胸外按压(Compressions, C)30次 → 获得AED,立即使用
        ↓                           ↓
开放气道(Airway, A)           此步骤简称
        ↓                       C-A-B
口对口(鼻)人工呼吸(Breaths, B)2次
        ↓
自动检查心律,是否需要电除颤
     ↙            ↘
 不需要除颤       需要除颤
     ↓              ↓
持续CPR直到    电击除颤1次,立即再进行CPR
专业人员到达为止
        ↓
5个周期30:2胸外按压、人工
呼吸后重新评估呼吸和循环
```

附图 1.1 成人心肺复苏流程示意图

4 心肺复苏技术要点

4.1 心肺复苏体位：心肺复苏时应将被救者仰卧置于平地或硬板上，暴露胸部，立即就地迅速进行规范的心肺复苏抢救，见附图1.2。

4.2 施救者体位：施救者于被救者身体的任何一侧，两腿自然分开与肩同宽，使施救者的中线对齐被救者乳头连线，见附图1.3。

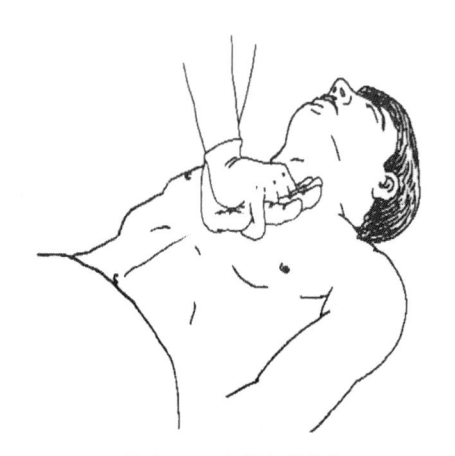

附图1.2 心肺复苏体位　　　　附图1.3 施救者体位

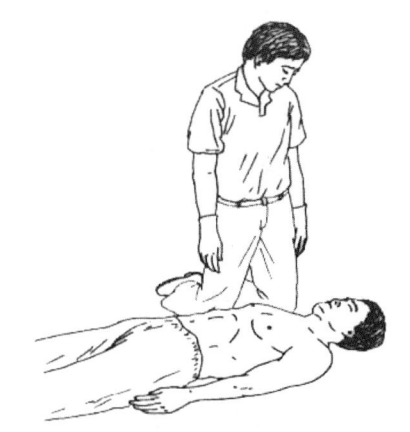

4.3 打开气道

4.3.1 口腔异物去除法。施救者双手托住被救者脸颊，用两手拇指同时下压下颌使被救者张嘴，侧头观看口腔内是否有异物。发现固体异物，应用一手食指弯曲托住下颌同时大拇指压住被救者的下唇使其张嘴，用另一手食指将固体异物钩出或用两手指交叉从口角处插入，取出固体异物，操作中应注意防止将固体异物推到咽喉深部。清除口腔中的液体分泌物可用指套或指缠纱布的方法，见附图1.4。

4.3.2 仰头抬颌法。站立或跪在被救者身体一侧，用一手小鱼际放在被救者前额向下压迫;同时另一手食、中指并拢,放在下颌部的骨骼部分向上提起,使得颌部及下颌向上抬起、头部后仰至耳垂与下颌角连线垂直于地面,气道即可开放,见附图1.5。

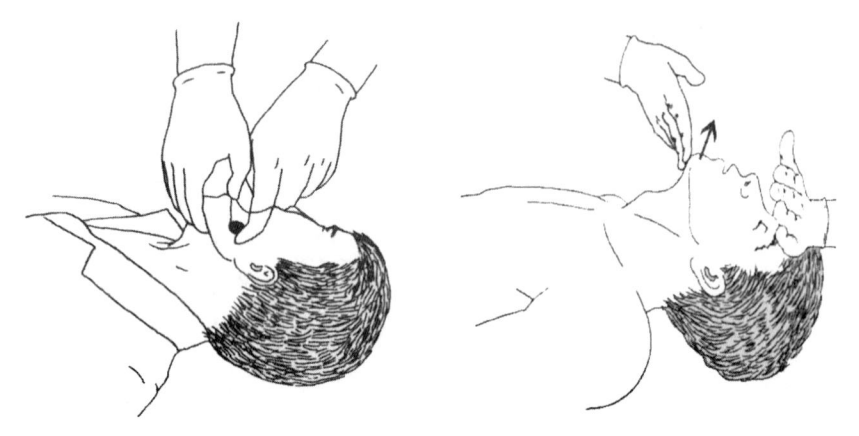

附图1.4 口腔异物去除法　　附图1.5 仰头抬颌法

4.3.3 双手举颌法。双腿跪在被救者头顶端,肘关节支撑在被救者仰卧的平面上,两手分别放在被救者头部两侧,分别用两手食、中指固定住被救者两侧下颌角,小鱼际固定住两侧颧部,拉起两侧下颌角,使头部后仰,气道即可开放,此方法可避免加重颈椎损伤,见附图1.6。

4.4 人工呼吸

4.4.1 开放气道后,施救者应立即进行两次口对口(鼻或口鼻)人工呼吸,人工呼吸时应暂停实施胸外按压。

口对口吹气:保持被救者气道通畅,施救者应用拇指和食指捏紧被救者鼻翼,施救者平静吸气后,用嘴严密包合被救者口周,缓慢吹气,持续1s以上,观察被救者胸廓起伏,吹气结束,施救者口唇离开,放开捏住的鼻孔,让气体被动呼出,见附图1.7。

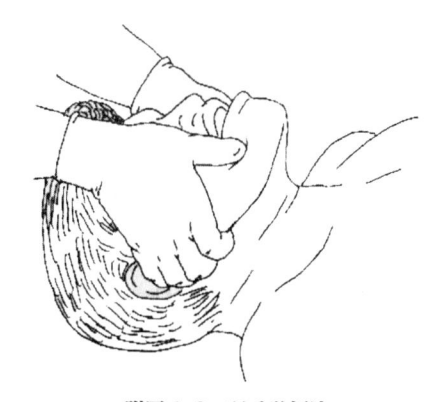

附图1.6 双手举颌法

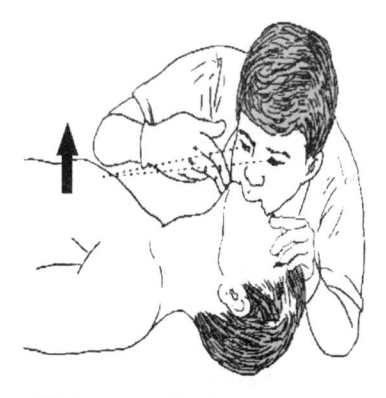

附图1.7 口对口人工呼吸示意图

口对鼻吹气：被救者牙关紧闭，施救者应将被救者嘴唇紧闭用口唇罩住被救者鼻孔缓慢吹气，观察胸廓是否起伏。

口对口鼻吹气：对婴儿采用口对口鼻的人工呼吸法。保持气道畅通，施救者口唇包严婴儿口鼻，缓慢吹气，观察胸廓起伏，见附图1.8。

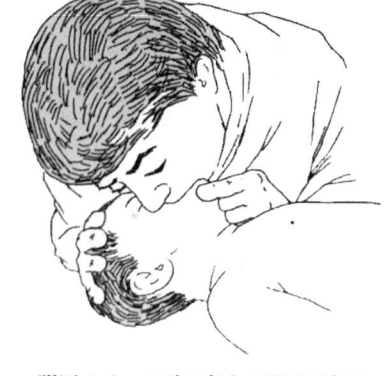

附图1.8 口对口鼻人工呼吸示意图

4.4.2 吹气频率。年龄>1岁：8次/min～10次/min；婴儿（出生28d至不足1岁）：12次/min～20次/min。

4.4.3 若吹气时被救者胸廓未抬起，重复一次仰头抬颌法，再次吹气，观察胸廓是否抬起，在吹气时应避免过快过强。

4.5 人工循环

4.5.1 胸外按压定位有以下3种方法。

胸骨中线与两乳头连线交汇点或胸骨下半部即为按压位置，见附

215

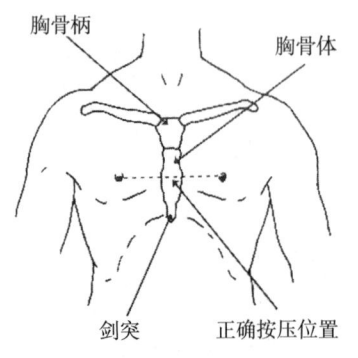

图 1.9。

食指和中指并拢，沿肋弓下缘向上，找到肋骨和胸骨接合处的中点，中指放在切迹中点（剑突底部），食指平放在胸骨下部，另一只手大鱼际紧挨食指上缘，掌根置于胸骨上，即为按压位置，见附图 1.10a、附图 1.10b。

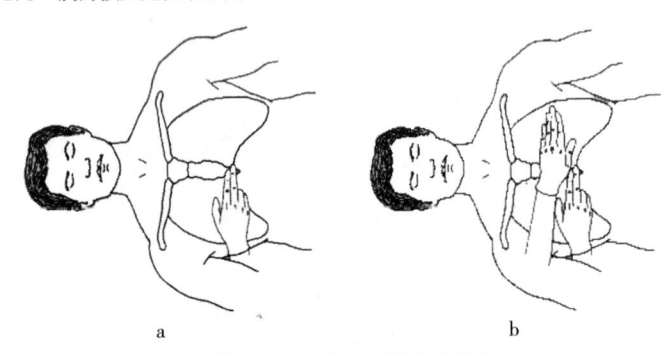

附图 1.9 胸外按压定位示意图

附图 1.10 肋弓下定位示意图

掌根旋转定位法：施救者将手置于被救者胸前，方向与胸骨柄重合，中指置于其胸骨上窝凹陷处，以掌根为支点顺时针旋转 90°，使手掌根位于胸骨下半部，见附图 1.11。

4.5.2 成人胸外按压方法。成人年龄段为含 18 岁及以上。

施救者位于被救者一侧，被救者仰卧在硬质的平面上，暴露胸部，迅速确定按压的部位。施救者一只手掌跟放在按压部位上，另一只手重叠在前一只手

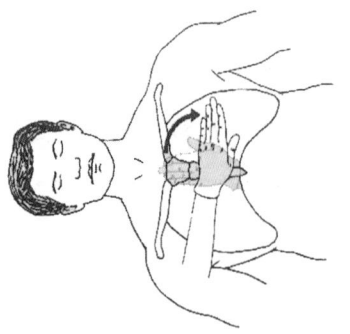

附图 1.11 掌根旋转定位法示意图

上，两手掌根相重叠，手指翘起，上体前倾，两肩位于被救者胸骨正上方，两臂伸直，以髋关节为支点，利用上身的重力垂直用力向下按压，见附图1.12a。

按压深度：5～6cm，频率：100次/min～120次/min。

每次按压后应使胸廓充分回弹。

尽量减少胸外按压的中断，同时应避免过度通气。按压呼吸比30∶2，见附图1.12b。

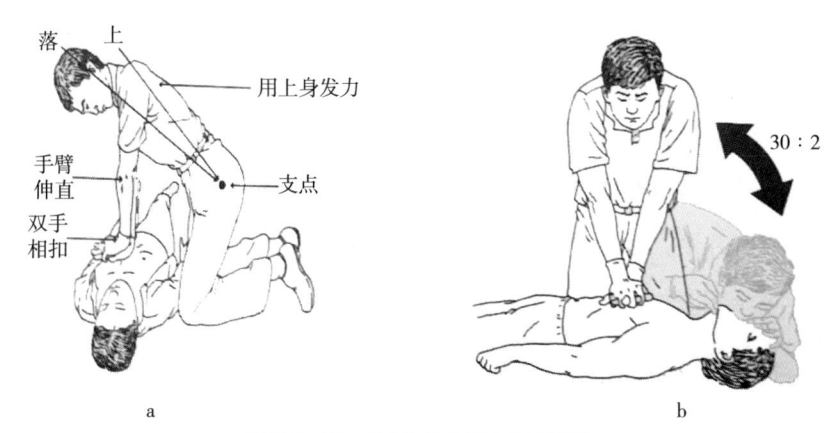

附图1.12 成人胸外按压方法示意图

4.5.3 儿童胸外按压方法。儿童年龄段为1～7岁和学龄前。

施救者位于被救儿童一侧，被救儿童仰卧在硬质的平面上，暴露胸部，迅速确定按压的部位。施救者双手按压的方法与成人胸外按压的方法相同。施救者单手按压的方法：一手掌跟放被救者儿童在按压部位上，肘部伸直，利用上身的重力垂直用力向下按压，见附图1.13。

按压深度：胸廓前后径的1/3，频率：100次/min～120次/min。

每次按压后应使胸廓充分回弹。

尽量减少胸外按压的中断，同时应避免过度通气。

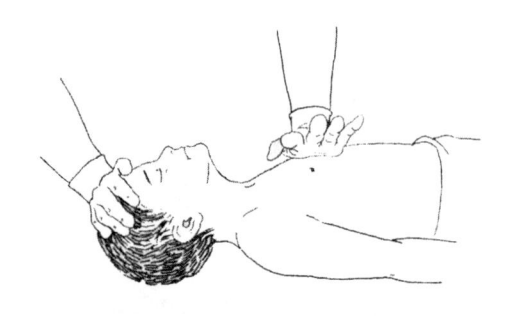

附图 1.13　儿童胸外按压方法示意图

单人心肺复苏按压呼吸比 30∶2；双人心肺复苏按压呼吸比 15∶2。

4.5.4　婴儿胸外按压方法。婴儿年龄段为出生 28d 至不足 1 岁。

施救者位于被救婴儿一侧，婴儿仰卧在硬质的平面上，暴露胸部迅速确定按压的部位。胸骨中线与两乳头连线交汇点。

施教者用两个手指放在按压部位用力垂直向下压或将双手的拇指放在按压部位用力向下压，其余手指环绕胸廓。

按压深度：胸廓前后径的 1/3 ~ 1/2，

按压频率：100 次 /min ~ 120 次 /min。

每次按压后应使胸廓充分回弹，尽可能减少胸外按压的中断。

单人心肺复苏按压呼吸比 30∶2；双人心肺复苏按压呼吸比 15∶2，见附图 1.14a、附图 1.14b。

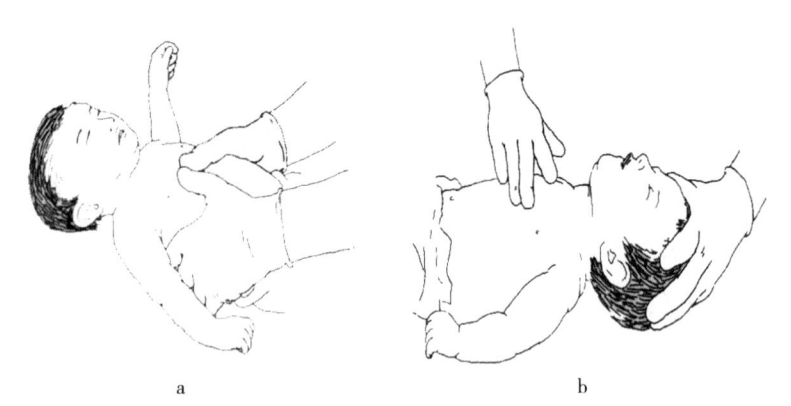

a　　　　　　　　　　b

附图 1.14　婴儿胸外按压方法示意图

218

5 自动体外心脏除颤操作

5.1 施救者在不中断实施 CPR 的同时，应尽快就近获取 AED 进行心脏除颤。

5.2 施救前应掌握的 AED 使用方法打开 AED 电源开关。选择合适电极片（8 岁以下使用儿童电极片），按设备图示贴在被救者右上胸和左下胸裸露皮肤上；使电极板与皮肤充分接触。AED 自动分析心律。语音提示：将电极片插头与主机插孔连接好，分析心律，所有人不要接触被救者，建议除颤，等待充电，按电击键除颤。除颤后施救者立即继续进行 CPR 操作，尽可能减少 CPR 中断时间。施救者持续 CPR 2min 后，AED 再次自动分析心律。

6 成人、儿童、婴儿 CPR 施救方法对比

成人、儿童、婴儿 CPR 施救方法对比，见附表 1.1。

附表 1.1 成人、儿童、婴儿 CPR 施救方法对比

项目		成人	儿童	婴儿
分类		（含 8 岁以上儿童）	（1～7 岁，学龄前）	（出生 28d 至不足 1 岁）
判断意识		轻拍双肩，大声呼喊	轻拍双肩，大声呼喊	拍打足底
检查呼吸		确认没有呼吸或无正常呼吸，仅是喘息	没有呼吸或仅是喘息	
检查脉搏 注：仅医务人员要求，检查时间 10s 之内		检查颈动脉	检查颈动脉	检查肱动脉
胸外按压	CPR 步骤	C-A-B	淹溺者及新生儿心肺复苏适用 A-B-C 流程	

续表

	项目	成人	儿童	婴儿
胸外按压	按压胸部	胸部正中乳头连线水平（胸骨下半部处），特殊非标准发育体格用另两法		胸部正中乳头连线下方水平
	按压方法	双手掌根重叠	单手掌根或双手掌根重叠	中指、无名指（两手指）或双手环抱双拇指按压
	按压深度	达到 5~6 cm	胸廓前后径的 1/3	胸廓前后径的 1/3
	按压频率	100 次/min ~ 120 次/min		
	胸廓反弹	每次按压后即完全放松，使胸壁充分回弹，使血液充分回心		
	按压中断	尽量避免中断胸外按压，应把每次中断的时间控制在 10 s 以内		
人工呼吸	开放气道	头部后仰，气道通畅		
	吹气方式	口对口或口对鼻		口对口鼻
	吹气量	正常呼吸，胸廓略隆起		
	吹气时间	吹气持续 1s 以上		
按压/吹气比		30 : 2	单人 30 : 2；双人 15 : 2	

注：C、A、B 为胸外按压（compression）开放气道（airway）人工呼吸（breaths）的首写字母的缩写，表示操作的先后顺序，A-B-C 的字母含义与之相同仅操作顺序不同。警示：错误的 CPR 方法达不到抢救目的。

7 心肺复苏的再判断

7.1 心肺复苏应按以下要求进行再判断：使用 AED 现场复苏大约 2min 后，在 AED 判断心律同时，施救者判断被救者反应和呼吸，如果没有发现其有生命体征，在 AED 不提示电击下应继续心肺复苏。

施救者在现场复苏时应尽量减少判断频率，让 CPR 持续进行。

5~10s 内若判定呼吸心跳未恢复，则继续坚持用心肺复苏技术抢救。

判定呼吸心跳恢复，应将被救者摆放为安全体位，见附图1.15。

7.2 检查大动脉方法：检查循环体征。成人、儿童触摸颈动脉，婴儿触摸肱动脉。食指中指并拢置于被救者喉结，向一侧颈部滑动至胸锁乳突肌前缘之内侧，轻压颈动脉判断是否搏动。

婴儿肱动脉检查方法：食指中指并拢置于被救婴儿上臂内侧中间，轻压检查肱动脉是否搏动，见附图1.16a、附图1.16b。

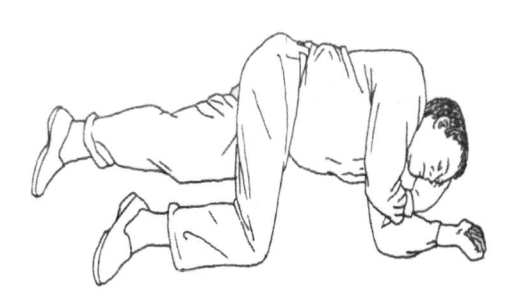

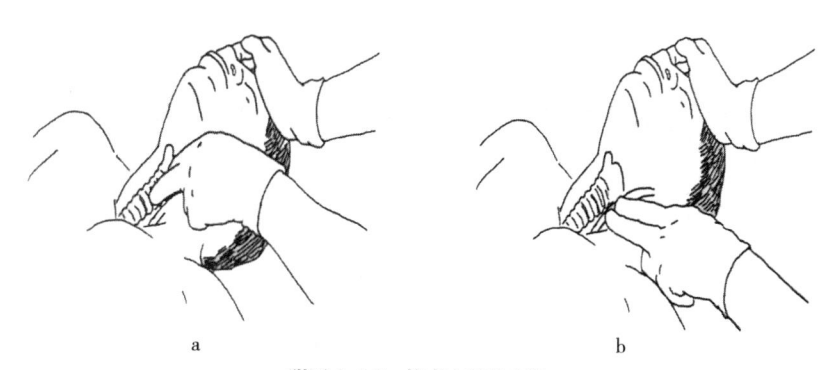

附图1.15 安全体位示意图

a　　　　　　　　b

附图1.16 检查大动脉方法

8 教育与培训

从事心肺复苏和自动体外心脏除颤培训工作的师资，应具有医师、助理医师、护士专业技术职称的医务人员，并经过由卫生行政主管部门认定的培训、考核后，方可从事该项教育工作。师资应每3年进行一次复训。机场、车站、地铁站、会议中心、体育场、大型商场、超市、医院的工作人员应接受心肺复苏和自动体外心脏除颤的专业培训，并通过考核。

中学生、大学生应接受心肺复苏和自动体外心脏除颤培训，成为自救互救志愿者。小学生应定期接受心肺复苏和自动体外心脏除颤培训，或开展相关知识和技能的科普活动。

对经过规范培训后成为合格施救者的志愿者，应每3年进行一次复训。

（该标准*于2018年发布并随之公示通过。参考文献也一并略去）

附录二：本书与心肺复苏有关的主要参考文献

［1］SAFAR P.CPCR［M］. London：WB Saunders Company Ltd，1988.

［2］American Heart Association in collaboration with International Liaison Committee on Resuscitation. Guidelines 2000 for Cardiopulmonary Resuscitation and Emergency Cardiovascular Care［J］. Circulation，2000，102（suppl）：I1-384.

［3］American Heart Association Guidelines for Cardiopulmonary Resuscitation and Emergency Cardiovascular Care［J］. Circulation，2005，112（suppl）：IV 1-203.

［4］Nagao K，SOS-KANTO STUDY GROUP. Cardiopulmonary

---

* 该标准中的"自动体外心脏除颤仪"即正文中的"自动体外除颤器"。

resuscitation by bystanders with chest compression only (SOS-KANTO): an observational study [J]. Lancet, 2007 (369): 920-926.

[5] IWAMI T, KAWAMURA T, HIRAIDE A, et al. Effectiveness of bystander-initiated cardiac-only resuscitation for patients with out-of-hospital cardiac arrest [J]. Circulation, 2007 (116): 2900-2907.

[6] BOHM K, ROSENQVIST M, HERLITZ J, et al. Survival is similar after standard treatment and chest compression only in out-of-hospital bystander cardiopulmonary resuscitation [J]. Circulation, 2007 (116): 2908-2912.

[7] EWY G A. Cardiac arrest-guideline changes urgently needed [J]. Lancet, 2007 (369): 882-884.

[8] EWY G A. Continuous-Chest-Compression Cardiopulmonary Resuscitation for Cardiac Arrest [J]. Circulation, 2007 (116): 2894-2896.

[9] SAYRE M R, BERG R A, CAVE D M, et al. Hands-Only (Compression-Only) Cardiopulmonary Resuscitation: A Call to Action for Bystander Response to Adults Who Experience Out-of-Hospital Sudden Cardiac Arrest A Science Advisory for the Public From the American Heart Association Emergency Cardiovascular Care Committee [J]. Circulation, 2008 (117): 2162-2167.

[10] 李宗浩. 实用急救学 [M]. 北京: 人民卫生出版社, 1975.

[11] 李宗浩. 冠心病急救与监护 [M]. 天津: 天津科学技术出版社, 1987.

[12] 李宗浩, 钱方毅. 我国心肺复苏（CPR）技术亟需现代化、规范化及法制化——写在《中国心肺复苏指南》初稿发表之前 [J]. 中国急

救复苏与灾害医学杂志, 2009, 4 (6): 353-355.

[13] 李宗浩, 万立东. 院外猝死814例临床分析 [J]. 中华医学杂志, 1996, 76 (11): 809-812.

[14] 李宗浩. 论中国心肺复苏医学的创立与进展 [J]. 中国急救复苏与灾害医学杂志, 2008, 3 (1): 1-5.

[15] 钱方毅, 李宗浩. 心肺复苏和心血管急救的演变和进展 [J]. 中国急救复苏与灾害医学杂志, 2006, 1 (1): 9-10.

[16] WORLD HEALTH ORGANIZATION. Statement by WHO Director-General, Dr Margaret Chan [EB/OL]. (2009-04-29) [2020-11-20]. http://wo.imefiacentrene statements/2009/h1n1_20090429/en/index.html.

[17] WORLD HEALTH ORGANIZATION. Influenza A (H1N1)-update32 [EB/OL]. (2009-05-18) [2020-11-20]. http://www.who.int/csr/don/2009_05_18/en/index.html.

[18] FRASER C, DONNELLY C A, CAUCHELMES S, et al. Pandemic potential of a strain of influenza A (H1N1): early findings [EB/OL]. (2009-05-11) [2020-11-20]. http://www.sciencemag.orgcgi/content/abstract/1176062.

[19] WORLD HEALTH ORGANIZATION WRITING GROUP. Nonpharmaceutical Interventions for Pandemic Influenza and International Measures [J]. Emerging Infectious Diseases, 2006, 12 (1): 81-87.

[20] ANDREW W HARRIS, PETER J KUDENCHUK. Cardiopulmonary resuscitation: the science behind the hands [J]. Heart, 2018, 104 (13): 1056-1061.

[21] 全球心肺复苏联盟. 提高院外心脏骤停复苏存活率——全球心肺复苏联盟的倡议（2018）[C]. 哥本哈根, 全球心肺复苏联盟, 2018: 43-44.

[22] 李宗浩. 走下科学殿堂, 讨论社会、医界的热点: 急救1[C]//中国科协学会学术部. 心肺复苏、自动除颤与灾害自救互救生命链. 北京: 中国科学技术出版社, 2012: 6-29.

[23] 中国医学救援协会, 中华护理学会. 现场心肺复苏和自动体外心脏除颤技术规范[J]. 中国急救复苏与灾害医学杂志, 2018（9）: 823-830.

[24] 李宗浩, 吴欣娟, 王金玉. 我国急救领域新时代的建设工程——《现场心肺复苏和自动体外心脏除颤技术规范》团体标准发布[J]. 中国急救复苏与灾害医学杂志, 2018, 13（9）: 821-822.

[25] 中国医学救援协会, 中华护理学会. 现场心肺复苏和自动体外心脏除颤技术规范[J]. 中国急救复苏与灾害医学杂志, 2018, 13（9）: 823-830.

[26] 中国科协学会学术部. 心肺复苏、自动除颤与灾害自救互救生命链[M]. 北京: 中国科学技术出版社, 2012: 2-29.

[27] 中国科协学会学术部. 第三支力量——城市社区保护公众生命健康的医学救援[M]. 北京: 中国科学技术出版社, 2015: 3-21.

[28] 红十字会与红新月会国际联合会, 中国红十字会. 2016年国际急救与复苏指南[M]. 日内瓦: 全球急救咨询中心, 2016.

[29] 李宗浩. "AED"——复苏领域里一场悄悄的革命[J]. 世界医疗器械, 1999, 5（2）: 10-13.

[30] KUDENCHUK P J. CPR如何拯救生命[J]. 中国急救复苏与

灾害医学杂志，2020，15（12）：前插1－前插4.

［31］李宗浩."AED"——复苏领域里一场悄悄的革命［J］.世界医疗器械，1999，5（2）：10-13.

［32］EISENBERG M.改善心脏骤停存活率的步骤［J］.中国急救复苏与灾害医学杂志，2020，15（12）：前插5-前插8.

［33］王英福.全球复苏联盟改善院外心脏骤停患者生存率的10个步骤［J］.中国急救复苏与灾害医学杂志，2020，15（12）：前插9-前插10.

［34］宋庆俊.Heros项目——首尔旁观者电话CPR培训项目［J］.中国急救复苏与灾害医学杂志，2020，15（12）：前插11-前插13.

［35］SMITH K.Ambulance Victoria心脏骤停登记系统［J］.中国急救复苏与灾害医学杂志，2020，15（12）：前插14-前插16.

［36］中国医学救援协会.筑实中华民族健康长城，构建全球公众生命防线·国际心肺复苏、心血管急救居庸关长城论坛在京举行［J］.中国急救复苏与灾害医学杂志，2020，15（11）：前插1.

［37］LAERDAL T.共同拯救更多生命［J］.中国急救复苏与灾害医学杂志，2020，15（11）：前插2-前插3.

［38］远静，华京日.垂虹熙南浔［M］.北京：中国青年出版社.2002：2-11.

［39］施密特.复苏［M］.常瀛生，译.北京：科学出版社，1958：1-43.